Inhalt

Einleitung   9

Die Sehnsucht nach Berührung   12
Der Mensch als Dauerfühler 13 · Tastsinn – der erste und der letzte Sinn 15 · Das Grundbedürfnis nach Kontakt 17 · Ich möchte mal wieder richtig in den Arm genommen werden 19 · Kostenlose Umarmungen 20

Kontaktanzeige – wie wichtig Berührungen sind   23
Umarmungspuppen und andere Kontaktversuche 24 · In der Berührungsmaschine 26 · Der richtige Druck 29 · Fester, bitte! 31 · Anfassen statt aggressiv werden 32

Nähe spüren – und sich berühren lassen   34
Fühlt sich das gut an! 35 · Nacktheit und Berührung 37 · Die Giftspinne auf unserer Haut 38 · Die Vorahnung einer Berührung 40 · Der Schmerz der Ausgrenzung 42 · Der Berührung immer einen Schritt voraus 45 · Das Gefühl vor dem Gefühl 47 · Blinde und ihr besserer Tastsinn 49 · Wenn aus Berührung Schmerzen werden 52

Angefasst werden von Profis:
die Berührungsindustrie   55
Bei der Physiotherapie – und ein bisschen auf der Couch 57 · Auf der Kuschelparty 59 · Warum misslungene Frisuren so schnell verziehen werden 63

Unberührt und ohne Gefühl   66
Ich spüre gar nichts mehr 66 · Die Scheu davor, angefasst zu

werden 68 · Zugang zu den eigenen Gefühlen finden 70 · Wenn alles raus will 71

Ein Lob der heißen Tasse Tee 75

Diese eisige Kälte um dich herum 76 · Wenn die Temperatur am Arbeitsplatz sinkt 78 · Wärme empfinden – seelisch und ganz real 80 · Die Fieberkurve der Beziehungen 81 · Hart gesessen oder weich gelandet? Der Einfluss flüchtiger Berührungen 83 · Warnsignal: Sie will ständig eine Wärmflasche – oder in die Badewanne 85 · Warum Männer mehr Tee trinken sollten 87

Tausendmal berührt – wenn aus Nähe Liebe wird 90

Ich will dich immerzu anfassen 91 · Verrückt nach dir – und deinem Geruch 93 · Sex macht schöne Haut 96 · Sich nahestehen – und beieinanderbleiben 98 · Berührungen gegen den Stress 100 · Die Klappe halten – und massieren 103

Chronische Paare – wo bleibt die Zärtlichkeit? 106

Streicheleinheiten nicht vergessen 107 · Die kleine Zärtlichkeit zwischendurch 108 · Händchen halten hilft 111 · Dem richtigen Partner die Hand reichen 113 · Berührung als Ehe-Kitt 114 · Kontakt aufnehmen – statt sich auf die Zunge beißen 116 · Wenn Berührungen Beziehungen heilen 119 · Die Berührung und der Sex 122 · Zärtliche Worte finden 123 · Bloß kein Ekel vor dem anderen 125

Heilende Berührungen 128

Wohltuende Streicheleinheiten 130 · Wie der Arzt einen anfasst 132 · Ist das gut so? Massieren, aber richtig 134 · Zarte Massage im Gesicht 136 · Tiefe Berührung – Massage gegen die Schmerzen 137 · Mit den Fingern sehen 138 · Krank und

Inhalt 7

unberührt 142 · *Es ist zum Aus-der-Haut-Fahren 145* · *Die Haut als Spiegel der Seele? 147* · *Wenn die Spritze weniger weh tut 149*

Kinder berühren und ihnen Energie fürs Leben geben 152

Kraft und Gesundheit durch Nähe 153 · *Lecken lassen 155* · *Kindern mit Massage einen besseren Start geben 156* · *Wenn Nähe und Geborgenheit fehlen 158* · *Beruhigen und streicheln statt schreien lassen 162* · *Auf den Arm nehmen statt im Krankenbett allein lassen 166* · *Erst fühlen, dann verstehen 168* · *Den Schmerz selbst wegstreicheln 172*

Erfolg durch Berührung 176

Im Sport den Sieg mit Händen greifen 177 · *Lernen und begreifen 180* · *Berührung stärkt die Dorfgemeinschaft 182* · *Hand drauf – noch ein Bier, Fräulein 184* · *»Das Gleiche wie immer!« – Berührungen an der Bar 185*

Berührende Geschäftsideen 188

Der geniale Fingerzeig: iPhone, iPad, iPod 189 · *Berührung und der schnellste Draht zum Gehirn 190* · *Reklame, die alle Sinne anspricht: haptische Verkaufshilfen 193* · *Umblättern statt Scheibenwischer 196*

Nachwort – Fühlen lernen, berühren lassen 199

Anmerkungen 203

Literatur 215

Register 227

Einleitung

> Man kann nur in Berührung sein, wenn man fühlt.
> *Anaïs Nin*

Spüren Sie mal! Wie sich das anfühlt. Merken Sie das? Eigentlich müssen Sie dazu ja nicht extra ermutigt werden. Denn der Körper kann schließlich gar nicht anders, als permanent etwas zu spüren, zu erfahren und alle taktilen Reize zu erfassen und aufzunehmen, die sich ihm bieten. Die Augen lassen sich schließen, man kann sich auch den Mund, die Nase und die Ohren zuhalten – aber das Gespür und Gefühl und der Tastsinn, die lassen sich nicht einfach so abstellen.

Um die besonders hochwertigen und bezaubernden Gefühle im Leben geht es in diesem Buch – und um die hilfreichen und die unterstützenden. Sie sind manchmal so überwältigend, dass sie süchtig machen können. Erstaunlicherweise hat sich die Wissenschaft lange gar nicht um diese kostbaren Empfindungen gekümmert. Dabei kennt doch jeder diese Erfahrung: Wenn sich ein lieber Mensch, aber auch ein Stoff oder eine weiche Unterlage besonders gut anfühlt, möchte man sich einkuscheln, immer wieder hinlangen und anfassen und begreifen und diese Manufactum-Momente der Berührung erleben. Denn es gibt sie noch, die guten Gefühle!

Es ist wohl kein Zufall, dass »berührt werden« in vielen Sprachen eine herrliche Doppelbedeutung hat. Das konkrete Angefasst-Werden ist damit gemeint, aber eben auch die seelische Berührung, wenn man von einem Gefühl überwältigt, von einem Moment ergriffen oder einem Gespräch emotional tief erfasst ist. Diese psychische Form der Berührung geht meistens nicht nur mit seelischen, sondern auch mit körperlichen Veränderungen einher. Wenn ein liebevolles Wort, eine Geste oder eine Situation besonders ergreifend und angenehm sind, können sie sich schließlich auswirken wie ein sanftes Streicheln oder eine andere Form der Liebkosung.

Umgekehrt kann eine schlechte Nachricht, ein trauriges Erlebnis oder eine gemeine Reaktion sich körperlich so unangenehm anfühlen wie eine fiese Berührung. Wie ein Schlag in die Magengrube oder ein kalter, glitschiger oder gar ekliger Hautkontakt. Berührungen können die schönsten Glücksmomente hervorrufen und ein tiefes Gefühl der Befriedigung – sie können aber auch furchtbar abstoßend sein, ekelerregend und beschämen oder sogar verletzen.

Die Wissenschaft entdeckt diesen Forschungsbereich gerade erst neu. In Miami wurde vor wenigen Jahren ein Touch-Institut eröffnet, in dem die Auswirkungen von Berührungen erforscht werden – ein Motto der Leiterin lautet: »Berührung ist die erste Sprache, die wir sprechen. Aber darüber ist noch viel zu wenig bekannt.« In Europa gibt es bisher nur wenige Wissenschaftler, die sich dem Thema Berührung und Tastsinn verschrieben haben.

In diesem Buch will ich zeigen, was Berührungen alles auszulösen vermögen und wie hilfreich, nützlich und kostbar sie sein können – ob therapeutisch eingesetzt in der Medizin oder unterstützend in der Partnerschaft, im Beruf und natürlich auch in der Freizeit, beim Sport, sogar in der Kneipe oder während sogenannter Selbsterfahrungen. Berührungen sind ein universeller Schlüssel zu den oft verschütteten Emotionen, die uns antreiben. Und oft machen sie Spaß. Richtig eingesetzt, eröffnet die richtige Form der Berührung neue

Erlebenswelten und lässt jeden Einzelnen erkennen, was ihm guttut und was für ihn wirklich wichtig ist. Und natürlich, wovon er sich berühren lässt.

Wenn Sie sich von diesem Buch berühren lassen oder andere Anregungen haben, freue ich mich über eine Rückmeldung unter:

www.werner-bartens.de

Die Sehnsucht nach Berührung

> Es gibt Menschen, deren einmalige Berührung mit uns
> für immer den Stachel in uns zurücklässt,
> ihrer Achtung und Freundschaft wert zu bleiben.
>
> *Christian Morgenstern*

Berührungen verbinden, sie stellen automatisch Nähe zwischen zwei Menschen her. Wer sich anfasst, lässt sich unmittelbar auf den anderen ein. Auch wenn daraus nicht immer Intimität entstehen muss, vermittelt die Geste, sich zu berühren, schnell ein Gefühl der Gemeinschaft. Fast überall auf der Welt ist die Sitte verbreitet, sich im Kreis aufzustellen und an den Händen zu fassen. Sie gilt als universelles Ritual der Gemeinsamkeit, verleiht Energie und das Gefühl, etwas zusammen zu schaffen oder wenigstens besser ertragen zu können.

Wer sich anfasst, zeigt aber auch nach außen an, dass er zusammengehört, auch wenn es vielleicht nur für einen kurzen, bangen Moment ist, in dem man gemeinsam auf eine Entscheidung wartet, wie beispielsweise Schüler auf ihre Abschlussnoten, Fußballer auf den letzten Elfmeterschuss ihres Mitspielers, Teilnehmer einer Casting-Show auf das Urteil der Jury. Man ist untereinander eins und zeigt sich einig.

Manchmal zeigen die Berührungen aber auch an: Wir sind enge Freunde und fassen uns besonders gerne und herzlich an, wenn wir uns nach einer Weile wiedersehen. Oder wir sind ein Paar, das sich immer wieder an der Hand nimmt oder zärtlich berührt, weil wir gar nicht genug voneinander bekommen können. Doch egal, ob Bekannte, Freunde oder

Liebende: Jede Form von angenehmer Berührung verändert die Wahrnehmung für den anderen, macht offener und empfindlicher für das Wesen und die Bedürfnisse unserer Mitmenschen.

Umso erstaunlicher ist es, dass freundliche Berührungen nicht besonders verbreitet sind. Im Gegenteil. Zu vielen Gelegenheiten ist es sogar absolut unerwünscht oder zumindest unüblich, den anderen anzufassen. Es gilt sogar als peinlich, ständig auf Tuchfühlung aus zu sein. Mehr als ein steifer Händedruck mit großem Abstand kommt dann nicht zustande. Was ist da los? Woher kommt diese Zurückhaltung, etwas zu tun, was doch offensichtlich den meisten Menschen guttun würde? Verwehren wir uns tatsächlich ein angenehmes Gefühl, obwohl wir ja gar nicht anders können, als permanent zu fühlen?

Der Mensch als Dauerfühler

> Weil sie beständiger Fluss sind, lassen sich Gefühle nicht anhalten; sie lassen sich also auch nicht »unter die Lupe« nehmen; das heißt, je genauer wir sie beobachten, desto weniger wissen wir, was wir fühlen. Die Aufmerksamkeit ist schon eine Veränderung des Gefühls.
>
> *Robert Musil*

Jeder Mensch registriert ständig, was er und was ihn gerade berührt, ob der Kontakt sanft oder kräftig ist, ob sich etwas kantig anfühlt oder rund. Man spürt automatisch, wie hart oder weich die Unterlage ist, auf der man sitzt. Man merkt sofort, was man anfasst und wie man angefasst wird. Menschen registrieren aber nicht nur direkte Berührungen, son-

dern auch minimale Veränderungen in ihrer Nähe – wenn buchstäblich etwas in der Luft liegt. Jeder Windhauch auf der Haut wird wahrgenommen, ebenso wie das zarte Kribbeln bei neblig-feuchter Witterung. Und Menschen merken, wie warm oder kalt die Umgebung ist, in der sie sich aufhalten.
Spezielle Tastkörperchen überall im Körper melden über verschieden schnell leitende Nervenbahnen an das Gehirn, ob wir behutsam oder heftig berührt werden, ob wir mit etwas Weichem oder Hartem Kontakt haben und in welcher räumlichen Position wir uns befinden. Forscher sprechen inzwischen davon, dass der Tastsinn auch der »affektiven Berührung« dient, das heißt nicht nur taktile Reize von außen an das Gehirn weiterleitet, sondern auch über Haut-zu-Haut-Kontakt emotionale, hormonelle und andere Reaktionen stimuliert.[1] Während besonders schnell leitende Nervenfasern rasch Schmerzreize, Hitze und Druck weiterleiten, so dass die Hand sofort von der Herdplatte gezogen werden kann oder andere Gefahren abgewendet werden, gibt es spezielle Bahnen, die »soziale« Berührungseindrücke nur langsam weiterleiten. Als ob sie sich Zeit lassen würden, die besonderen Gefühle in aller Ruhe ankommen zu lassen.
Manche Körperregionen sind besonders empfindlich und im buchstäblichen Sinne feinfühliger als die anderen. So spüren wir an den Fingerspitzen und im Gesicht viel genauer als etwa am Rücken, wenn wir berührt werden und was gerade in Kontakt mit unserer Haut ist. Zu merken, ob uns ein Finger berührt oder zwei Finger piken, ist an der Hand eine Frage von nur wenigen Millimetern Abstand – am Rücken merkt man es hingegen erst, wenn die Finger mehr als fünf Zentimeter auseinandergespreizt sind!
Und wir haben ein erstaunliches Raumgefühl, das ebenfalls

mit dem Berührungsempfinden zu tun hat – und mit der Oberfläche, auf der wir uns befinden. Deshalb können wir auch mit geschlossenen Augen spüren, ob der Zug, mit dem wir fahren, oder das Schiff, in dem wir sitzen, sich gerade neigt. Wir fühlen im Dunkeln, ob wir auf einer Schräge stehen oder ob unsere Füße oder Arme momentan gedreht, gebeugt oder gestreckt sind. Wir spüren und ertasten immer und überall.

Tastsinn – der erste und der letzte Sinn

Stark sein bedeutet fühlen können.
Fernando Pessoa

Der Tastsinn ist der erste Sinn, der sich beim Menschen entwickelt. Auf Berührungen reagieren Föten bereits im Mutterleib, sie spüren den Druck, der sie umgibt – und üben ihn selbst auf die Bauchwand der Mutter aus. Mit der Zeit merken sie, dass sie die Intensität des Drucks selbst regulieren können, und schaffen es, sich selbst zu beruhigen, indem sie sich mit aller Kraft gegen die sie umgebende Gebärmutter stemmen und so das wohlige Gefühl auslösen, von allen Seiten beschützt und umfangen zu sein. Wissenschaftler vermuten, dass die entspannende Wirkung, die eine kräftige Massage oder eine feste Umarmung herbeiführt, ihren Ursprung in dieser frühen Erfahrung hat.

Da er so früh vorhanden ist, kann der Tastsinn natürlich auch schon früh stimuliert werden. »Das Neugeborene macht bereits umfangreiche haptische Erfahrungen und ist empfänglich dafür«, sagt Maria Hernandez-Reif von der Universität

Alabama. Sie hat am Touch-Forschungsinstitut in Miami beobachtet, dass sich frühgeborene Zwillinge viel schneller und besser entwickelten, wenn sie sich umarmen und beieinanderliegen konnten. »Berührung ist die erste Sprache«, sagt Hernandez-Reif. »Verstehen kommt erst viel später als Fühlen.«

Der Tastsinn ist aber nicht nur der erste Sinn des Menschen, der sich ausbildet, sondern offenbar auch der letzte, der selbst dann noch schwach vorhanden ist, wenn der Tod unmittelbar bevorsteht. Auf Berührungen sprechen wir sogar dann noch an, wenn wir bewusstlos oder schwerverletzt sind oder im Koma liegen. Auch wenn wir uns vielleicht nach einer Operation oder einem Unfall nicht mehr daran erinnern können, dringen selbst zarteste Berührungsimpulse, die wir über die Haut aufnehmen, bis ins Gehirn vor und aktivieren dort die Zentren unseres Tastsinns.

Kurz vor dem Tod funktioniert zwar kaum noch etwas im Körper. Prüfen Ärzte auf der Intensivstation aber, ob ein schwerverletzter Patient für eine Organtransplantation in Frage kommt, weil seine Gehirnfunktionen fast vollständig erloschen sind und die Diagnose Hirntod gestellt werden kann, werden manchmal noch geringfügige Abläufe im Körper registriert. Dazu gehören die elektrischen Nervenerregungen im Gehirn, die als Reaktion auf Berührungen entstehen. Manche Kritiker des Hirntod-Konzepts verweisen deshalb darauf, dass man wohl nicht von Hirntod sprechen könne, wenn sich solche Hirnströme noch provozieren lassen.

Das Grundbedürfnis nach Kontakt

> Halt dich an mir fest, wenn dein Leben dich zerreißt.
> Halt dich an mir fest, wenn du nicht mehr weiterweißt.
>
> *Revolverheld*

In jeder Phase des Lebens sind Menschen auf Berührungen angewiesen. Hautkontakt ist ein elementares Bedürfnis, und wir müssen es immer wieder befriedigen. Ohne Berührungen können wir schließlich nicht leben. Neugeborene und Kleinkinder gehen ein, wenn sie nicht genügend Zuwendung und Zärtlichkeit bekommen, egal, wie gut sie ansonsten versorgt werden. Ohne Berührungen fehlen ihnen enge, zuverlässige Bindungen. Zudem bleibt ihre körperliche Entwicklung zurück, und sie wachsen nicht richtig, wenn sie nicht angefasst werden. Sie verkümmern und sind anfällig für Krankheiten, weil Berührungsimpulse essenziell zum Aufbau des Immunsystems beitragen.

Aber auch als Jugendliche und Erwachsene sind wir extrem von den Berührungen anderer Menschen abhängig. Wer nicht berührt wird, der droht zu verdorren und zu verwelken. Ohne Berührungen spüren wir das Leben nicht mehr, vereinsamen und werden uns und anderen fremd. Das ist wie ein inneres Absterben, seelisch und körperlich, und es geht mit dem elenden Gefühl einher, von allem und von allen ausgeschlossen zu sein. Wie groß ist im Gegensatz dazu der Unterschied zu der Hochstimmung, die gutgemeinte und als angenehm empfundene Berührungen auszulösen vermögen! Wer sich in freundlicher Absicht anfasst, der mag sich gern. Davon kann man ausgehen, denn angenehme Berührungen sind ein Zaubermittel, das weltweit als direkter Ausdruck der Zuneigung und Ermunterung verstanden wird. Selbst der flüchtige Klaps auf die Schulter oder der kurze, sanfte Griff an den Arm vermögen eine Welle angenehmer Gefühle hervorzurufen.

Berührungen kommen zwar von außen, wirken aber vor allem nach innen. Sie erfassen den ganzen Körper, aber besonders gehen sie zu Herzen. Diese Sinneswahrnehmung ist elementar, und sie kommt deshalb gänzlich ohne Worte aus. Man muss sich nichts erklären, wenn man sich gegenseitig anfasst. Das versteht sich von selbst.

Es gibt zahlreiche Situationen, in denen sich zeigt, dass Menschen sich öfter berühren, wenn sie sich besonders nahestehen oder die Beziehung zwischen ihnen gerade sehr innig ist und alles passt. Das gilt nicht nur für den erotischen Bereich. Gute Freunde umarmen sich zur Begrüßung. Und zumeist fällt die Umarmung weitaus herzlicher aus, wenn man sich länger nicht gesehen hat oder sich aus anderen Gründen besonders darüber freut, sich wiederzutreffen. Wer sich auf diese Weise herzt und umarmt, ist sich der gegenseitigen Nähe und Zuneigung bewusst und will dieses Gefühl auch körperlich ausdrücken.

Dieser Ausdruck einer besonderen Nähe und Verbundenheit zeigt sich auch beim Sport. Fußballer, deren Mannschaftsgefüge und Zusammenhalt besonders gut ist, fassen sich nach Erkenntnissen französischer Wissenschaftler während des Spiels öfter an, umarmen sich häufiger oder ermuntern sich immer wieder mit einem kleinen Stupser oder einem Klaps auf den Po. Und wenn sich der Erfolg dann einstellt und es gute Nachrichten oder gemeinsame Begeisterung gibt, dann gilt auch außerhalb des Sports: Man möchte die ganze Welt umarmen.

Ich möchte mal wieder
richtig in den Arm genommen werden

> Nimm mich in den Arm, aber fass mich nicht an.
> *Anonym*

Nicht allen Umfragen kann man trauen. Manche führen ja trotz gleicher Fragen zu erstaunlich gegensätzlichen Ergebnissen. Die Erhebungen zu dem Bedürfnis nach Berührung unter den Deutschen sind allerdings so eindeutig, dass sich daraus schon eine Tendenz ablesen lässt. Sie ergeben immer wieder ganz ähnliche Resultate. Regelmäßig findet etwa die Hälfte der Deutschen, dass sich die Menschen viel zu wenig umarmen. Und mindestens jeder Dritte äußert den Wunsch, selbst häufiger berührt zu werden. Woher aber sollen alle diese Berührungen kommen, wenn keiner da ist, der einen umarmt oder streichelt, oder wenn der andere dies nur dann tut, wenn es als Vorspiel zum Sex dient?

Es gibt ein paar indirekte Hinweise darauf, wie groß hierzulande das Bedürfnis nach Berührungen ist. An den stetig wachsenden Einkünften der Wellness-Industrie in Deutschland lässt sich das womöglich ablesen. Mindestens 70 Milliarden Euro pro Jahr beträgt der Umsatz der Branche, schätzt der Deutsche Wellness Verband (DWV). Allerdings ist unklar, wie viele Menschen sich speziell aus dem Bedürfnis nach Nähe und weil sie die unverbindliche Berührung suchen, massieren, bei der Kosmetikerin behandeln oder mit Klangschalen malträtieren lassen – und wie viele andere Motive dafür haben.

Ein weiteres Indiz für die boomende Sehnsucht nach Berührungen: Seit ein paar Jahren gibt es auf den ersten Blick eigenartig wirkende Veranstaltungen und Angebote in

Sachen Körperlichkeit. In fast allen größeren Städten werden inzwischen »Kuschelpartys« organisiert. Vereinzelt bieten auch Damen unterschiedlichen Alters mit der Tätigkeitsbezeichnung »Berührerin« ihre Dienstleistungen an: Das sind selbstbewusste Frauen, die keine Prostituierten sind und auch keine Physiotherapeutinnen, sondern Streicheleinheiten gegen Bezahlung anbieten. Ohne Erotik, ohne Sex. Nur Anfassen.

Der Zulauf, den diese Angebote haben, spricht für sich. Und zunehmend verbreiten sich in vielen deutschen Regionen auch Partys, bei denen sich fremde Erwachsene treffen, um sich auf unterschiedliche Weise innig anzufassen – und angefasst zu werden. Gab es anfangs nur Treffen für sanfte Berührungen und Kuscheln, finden sich jetzt auch handfeste Zusammenkünfte im Angebot, etwa das Gaudi-Raufen, zu dem mehrere Veranstalter in Bayern und Berlin aufrufen. Es geht also nicht nur um sanfte, streichelnde Berührungen. Auch an zünftigen Handgreiflichkeiten besteht offenbar großer Mangel.

Kostenlose Umarmungen

> Nichts im Leben ist umsonst – Umarmungen schon
> *Motto der Free-Hugs-Kampagne*

Vorsicht, Sie könnten sie überall antreffen. Plötzlich stehen sie vor Ihnen und wollen Ihnen nahekommen. Natürlich nur freiwillig und nur, wenn Sie es auch wollen. Weltweit gibt es ein paar dieser freundlichen Aktivisten, die in den Innenstädten fremden Menschen um den Hals fallen und ihnen auf

Wunsch kostenlos eine Umarmung zukommen lassen. Der Bedarf ist offensichtlich da, aber einige Irritationen bei ihren Mitmenschen und erst recht bei den Behörden rufen die Freiwilligen trotzdem hervor, die sich in die Fußgängerzonen stellen und anderen Zeitgenossen ein paar unverfängliche Berührungen anbieten.

Als »Free Hugs Campaign« bezeichnet sich die Initiative selbst, die von einem Australier mit dem Pseudonym Juan Mann begründet wurde. Nach ersten Anfängen 2004 in Sydney wurde die Bewegung jedoch bezeichnenderweise wenige Monate später von der Polizei gestoppt. Bloß nicht zu viele Berührungen! Als Begründung für das zwischenzeitliche Verbot gab die Stadtverwaltung von Sydney an, dass Mann keine Versicherung vorlegen konnte, mit deren Hilfe er »für mögliche Schäden an den Umarmten« aufkommen würde.

Leider ist nicht dokumentiert, welche »möglichen Schäden« damit wohl gemeint sein konnten! Gute Laune und gehobene Stimmung für den Rest des Tages? Blaue Flecken von einer zu stürmischen Umarmung? Oder gar psychische Störungen, weil ja niemand damit rechnen kann, dass ihm ein fremder Mensch ohne Hintergedanken, einfach so, auf offener Straße eine kostenlose Umarmung anbietet?

Die Stadt Sydney kam dann erfreulicherweise doch zu dem Schluss, dass sich die zu erwartenden Schäden wohl in Grenzen halten würden. Und die Bevölkerung half nach. Eine Unterschriftenliste von mehr als 10 000 Unterstützern führte dazu, dass Mann und seine Gefolgsleute auch weiterhin »free hugs« in Sydneys Fußgängerzone anbieten konnten. Durch einen Auftritt in der Talkshow von Oprah Winfrey und ein YouTube-Video der Band »Sick Puppies« 2006 wurde die Umarmungs-Idee erst richtig populär. Zahlreiche

Nachahmer fanden sich in verschiedenen Ländern rund um den Globus. In Jordanien und Saudi-Arabien wurden allerdings mehrere Aktivisten verhaftet, weil sie angeblich durch ihre Umarmungen »die Ehre und die öffentlichen Sitten« des Landes gefährdeten.

Wie alle Bewegungen zog auch die Free-Hugs-Kampagne einige skurrile Nachahmer und Aktivisten an, die aber – soweit erkennbar – allesamt harmlose Ziele verfolgten. Manche hatten es auch nur auf besonders eigenartige Rekorde abgesehen: Der Pole Maksym Skorubski legte offenbar besonderen Ehrgeiz an den Tag. Er veranstaltete im Jahre 2012 eine Weltreise, die er »Hugs around the world in 80 days« nannte. Während seines Trips umarmte er 6783 Menschen in 19 Ländern.

Kontaktanzeige –
wie wichtig Berührungen sind

> Tu deinem Leib etwas Gutes,
> damit deine Seele Lust hat, darin zu wohnen.
> *Teresa von Ávila*

Kuschelenergie – so nennen das die Veranstalter. Wildfremde Menschen treffen sich, nennen sich allenfalls beim Vornamen, und nach einer Aufwärmphase fassen sie sich dann an. Manchmal wird vorher getanzt, zum Aufwärmen. Erotische Berührungen und Sex sind absolut tabu bei den sogenannten Kuschelpartys. Alle sind leger und bequem gekleidet, bleiben angezogen, und der Körperkontakt soll einfach nur guttun und glücklich machen.

Glaubt man den Berichten der Teilnehmer, finden sie auf derartigen Veranstaltungen endlich das, was sie im Alltag so schmerzlich vermissen: Nähe, ohne bedrängt zu werden. Sich einfach anschmiegen können, ohne dass mehr daraus wird. Körperkontakt und freundliche Berührungen, die nicht nur ein Genuss für die Haut sind, sondern vor allem Streicheleinheiten für die Seele.

Man lehnt sich Rücken an Rücken, fasst sich von hinten um den Bauch und setzt sich in den Schoß des anderen, manchmal hintereinander wie bei Kindern, die Eisenbahn spielen. Zum Schluss legen sich alle auf dem Matratzenlager in der Mitte des Raumes durcheinander, jeder, wie er will, beim Gemeinschaftskuscheln streicheln alle drauflos. Vorbereitungen sind keine nötig: Duschen ist erwünscht, aber keine aufdringlichen Parfüms. Wenn möglich, sollen die Teilnehmer »absichtslos« kommen, schreibt ein Anbieter von Kuschelpartys.

Aber was heißt das schon, denn eine Absicht verfolgen ja alle hier: unbedingt angefasst zu werden, berührt zu werden, Streicheleinheiten zu spüren, die sie schon lange nicht mehr bekommen haben, manche vielleicht noch nie.

Da alles freiwillig und nichts verpflichtend passieren soll auf den Kuschelpartys, werden manchmal auch Kuschelwillige abgelehnt, die sich an einen bestimmten Teilnehmer anschmiegen wollen. Das gehört dazu, auch wenn das bei manchen Gästen den Eindruck verstärkt, den sie hier eigentlich hinter sich lassen wollten: dass ihre Nähe gerade nicht erwünscht ist.

Umarmungspuppen und andere Kontaktversuche

> Dich zu lieben, dich berühren.
> Mein Verlangen, dich zu spüren.
> Deine Wärme, deine Nähe.
> *Roland Kaiser*

Ein Land, nein: die halbe Welt sehnt sich nach mehr Zärtlichkeit. Es geht dabei in den meisten Fällen gar nicht um erotische Handlungen und erst recht nicht um Sex, sondern schlichtweg darum, angefasst zu werden, umarmt zu werden, um ebenso freundliche wie harmlose Berührungen eben. Frauen wollen unverbindliche Berührungen, und auch Männer sehnen sich immer wieder nach Körperkontakt, ohne dabei etwas beweisen zu müssen. Umfragen ergeben immer wieder ähnliche Bedürfnisse, wonach mindestens die Hälfte der Bevölkerung beklagt, dass sie zu selten in den Arm genommen wird und die einfache, unkomplizierte Nähe vermisst, die zu nichts verpflichtet. Ein Land auf der Suche nach mehr Körperkontakt. Ein Land, das einfach nur in den Arm genommen werden will.

Manchmal gibt es praktische Hilfe für den Hausgebrauch, etwa am bayerischen Schliersee. »Ralfis Umarmungspuppe« steht auf dem T-Shirt der alterslosen Dame. Das Bekleidungsstück, das sie trägt, ist sehr weit ausgeschnitten, so dass meistens eine Brust freiliegt. Manchmal ist die Brustwarze angemalt. Normalerweise steht die Dame im Flur vor dem Herrenklo. Wenn viel los ist in der See-Bar in Schliersee, wird die Schaufensterpuppe aber schon mal an den Tresen geholt und bekommt einen Drink spendiert. Dann ist sie nicht nur in Ralfis Nähe, auch die anderen Besucher freuen sich darüber.

Die Stammgäste der Bar haben Ralfi die Puppe geschenkt. Wenn er angetrunken war, rückte Ralfi den anderen – besonders den weiblichen – Gästen nämlich gerne ein bisschen näher, und diese Zudringlichkeiten gefielen längst nicht jedem. Da jeder Mensch jedoch seine Bedürfnisse hat und die zu respektieren sind, sofern man damit nicht andere bedrängt, wurde eine Lösung gefunden. Wer in die Bar kam, war fortan vor Ralfis Zudringlichkeiten geschützt. Und Ralfi wusste, wohin er sich wenden musste, wenn er mal wieder Nähe suchte.

Diese Hilfskonstruktion ist nichts, worüber man sich lustig machen sollte. Sie macht vielleicht ein wenig direkter und ganz und gar nicht verschämt deutlich, wonach sich viele Menschen sehnen. Es gibt allerdings nur wenige Zeitgenossen, die den Mut haben, sich zu diesem Bedürfnis zu bekennen und Hilfsmittel zu ersinnen, damit sie die Form der Berührung bekommen, die sie gerne hätten. Dabei helfen sie damit nicht nur sich, sondern auch der Gemeinschaft.

In der Berührungsmaschine

> Die Intensität des Drucks,
> unter dem wir gerade stehen,
> ist der Gradmesser für die Intensität des Dranges,
> der sich aus uns befreien will.
> Peter Schellenbaum, Psychoanalytiker

Temple Grandin ist ziemlich außergewöhnlich. Soll man sie störrisch nennen oder abweisend? Oder einfach nur eigen? »Unnahbar« trifft es vielleicht ganz gut, obwohl sie sehr freundlich ist, wenn man sich mit ihr trifft. Das war allerdings nicht immer so. Die ersten Wörter sprach sie erst, als sie schon fast vier Jahre alt war. Sie verhielt sich auffällig als Kind, sie lachte nicht, weinte nicht, ließ sich nicht anfassen, beschmierte die Wände mit Kot. Ärzte hielten sie für krank und diagnostizierten einen Hirnschaden bei dem kleinen Mädchen. In den frühen 1950er Jahren – Grandin wurde 1947 geboren – gab es nicht mal eine Diagnose für ihre Auffälligkeit.

Gegen den Rat der Doktoren gaben ihre Eltern sie aber nicht in ein Heim, sondern ließen sie von Privatlehrern unterrichten. Später studierte die eigenwillige junge Frau und machte sogar ihren Doktor. Inzwischen ist sie schon seit vielen Jahren Dozentin an der Universität in Colorado, hält Vorträge und gilt als weltweit führende Expertin für die Haltung von Tieren, besonders von Rindern. Ihr Leben wurde in einem beeindruckenden Film und einer Dokumentation der BBC nachgezeichnet, es gibt auch verschiedene Bücher über sie, und auch sie selbst hat von ihren Erfahrungen berichtet. Temple Grandin ist Autistin, und womöglich leidet sie an der Ausprägung von Autismus, die mit einer hohen Intelligenz einhergeht, dem Asperger-Syndrom. Aber was heißt schon Leiden?

Eine Ausnahmeerscheinung ist Temple Grandin in vielfacher Hinsicht. Die amerikanische »Rinderflüsterin« hat nämlich eine »Berührungsmaschine« entwickelt, mit deren Unterstützung sie den Kontakt und Druck selbst herbeiführen und steuern kann, den sie braucht und der ihr guttut. Das ist ihr nicht peinlich, und sie redet auch bereitwillig darüber. Nicht viele Menschen hätten wahrscheinlich den Mut, Fremde so offen an ihren Bedürfnissen teilhaben zu lassen. »Neues erschreckt mich und macht mir Angst«, sagt Grandin. »Und mit anderen Menschen kann ich nicht so viel anfangen.« Der berühmte Neurologe Oliver Sacks hat eine Selbstbeschreibung von Grandin aufgegriffen, die sich unter anderen Menschen so fühle »wie eine Anthropologin auf dem Mars«.[2]

Sieht Grandin verliebte Paare, die sich an den Händen fassen und küssen oder schmusen, »nenne ich das ISP, ein interessantes soziales Phänomen«. Für Grandin waren Berührungen lange Zeit gleichbedeutend mit einer immensen Reizüberflutung. Inzwischen hat sie gelernt, dass die meisten Menschen sich gerne von anderen Menschen anfassen lassen, zumindest wenn sie die mögen. Wenn sie ins Kino geht, schaut sich Grandin am liebsten Kinderfilme wie »Wallace und Gromit« an. Sie hasst allerdings Liebesfilme und erst recht Beziehungskomödien. »Ich finde sie so langweilig.« Die Handlung sagt ihr meistens nichts, und was die Berührungen sollen, die andere Menschen offenbar gerne untereinander austauschen, kann sie nicht nachvollziehen.

Dafür kann Grandin eine Beziehung zu Tieren aufbauen wie wohl niemand sonst auf der Welt. Sie legt sich schon mal in einer Koppel mit 100 Rindern auf den staubigen Boden. Erst laufen die Tiere scheu zur Seite, dann kommen sie näher und beschnuppern die Frau, die bewegungslos zwischen ihnen liegt. Würden die Tiere in Panik geraten, würde Grandin auf dem engen Raum unweigerlich von den 200-Kilo-Kolossen zertrampelt werden. »Ich weiß, wie sie sich fühlen«, sagt Grandin. »Erst sind sie ängstlich, und dann werden sie neugierig.« Und die Rinder spüren offenbar, dass Grandin ähnlich fühlt wie sie. Inzwischen hat sie Halterungen und Apparate ersonnen, in denen die Tiere ruhiger werden und weniger Angst bekommen.

Als Teenager sah sie auf einer Ranch ihrer Tante in Arizona, wie die Rinder zum Impfen in eine spezielle Haltevorrichtung geführt wurden. »Die Außenwände drückten auf den Körper der Rinder. Da haben sie sich sofort entspannt«, erinnert sich Grandin. »Das wollte ich auch. Ich habe mich immer danach gesehnt, umarmt zu werden, aber ich konnte es einfach nicht aushalten, das war zu viel an Stimulation.« Sie überredete ihre Tante auf der Farm, sie in diese Vorrichtung zu lassen, eine halbe Stunde blieb sie darin. Es gibt vergilbte Fotos, die sie lächelnd zwischen zwei Holzgattern zeigen, die sie zusammendrücken. »Es hat tatsächlich funktioniert: Ich wurde viel ruhiger. Ich habe mir dann meine eigene Umarmungsmaschine gebaut«, sagt Grandin.

Die erste »Hug-Machine« zimmerte sie sich aus Sperrholzplatten zusammen, inzwischen hat sie längst ein luxuriöser ausgestattetes Modell aus Schaumkissen, ein kleines Messingschild auf dem Holz zeigt an, dass hier ein Umarmungsapparat steht. Im College hielt ihre Mitbewohnerin sie für pervers, als sie das klapprige Modell sah, in dem sich Grandin drücken und knuddeln ließ. Der Internatsleiter warf das Teil kurzerhand auf den Müll. Aber Grandin ließ sich nicht beirren und schaffte es, sich eine neue Streichelmaschine bauen zu dürfen.

In dem Film, der über sie und ihr Leben gedreht wurde, bekommt sie eine neue, blinde Mitbewohnerin, die an Grandins Stimme merkt, dass sie gerade in der Hug-Machine war und anschließend ruhiger geworden ist.[3] Danach geht Grandin mit der neuen Freundin in den Fernsehraum und erzählt ihr zum Ärger der anderen Studentinnen, was gerade auf dem Bildschirm zu sehen ist. Grandin lässt es nach einer Weile sogar zu, dass die blinde Studentin sich bei ihr einhängt, um geführt zu werden. Und das bei ihr, die Berührungen von anderen ihr Leben lang nicht hatte ertragen können. So nah hatte sie bisher nicht einmal ihre Mutter an sich herangelassen.

Der richtige Druck

> Nicht, was wir erleben, sondern wie wir empfinden, was wir erleben, macht unser Schicksal aus.
> *Marie von Ebner-Eschenbach*

Ein bisschen umständlich sieht es ja schon aus, wenn sich Temple Grandin ihre Streicheleinheiten abholt: Die Dame ist weit über sechzig und macht einen resoluten Eindruck. Aber trotzdem kriecht sie regelmäßig auf allen vieren in einen selbstgezimmerten Kasten aus Holz, der eher einem Bretterverschlag gleicht. Mindestens einmal in der Woche macht sie das noch heute. »The big squeeze« steht auf der Vorrichtung – »das große Drücken« oder »die kräftige Umarmung« müsste man den selbstgewählten Namen wohl übersetzen, den sie sich auf ein kleines Emailleschild hat gravieren lassen.

Den Druck, mit dem die Polster innerhalb des Holzkastens ihren Körper in die Mangel nehmen, kann Grandin mit der Hand selbst steuern. »Da bleibe ich zwanzig Minuten oder eine halbe Stunde drin, danach bin ich den ganzen Tag entspannter, und ich fühle mich auf angenehme Weise gehalten«, sagt sie. »Meine Lehrer und meine Mutter wollten sie mir wegnehmen, weil sie dachten, ich spinne. Aber ich war so süchtig nach diesem Gefühl – ich wollte sie um nichts in der Welt wieder hergeben.«[4]

Als sie jünger war, wollte Grandin von der Maschine ganz stark gedrückt werden, so dass es ihr fast weh tat. Sie wollte Halt spüren. Berührungen von anderen Menschen konnte sie hingegen nicht ertragen, dann wollte sie davonlaufen. Selbst bei der Kleidung war sie extrem empfindlich, besonders bei Unterwäsche. Neue Hemden oder Blusen wusch sie zehnmal, bis sie etwas weicher waren und nicht mehr auf der Haut kratzten, denn das ertrug sie nicht.

Nach und nach stellte sie ihre Umarmungsmaschine auf immer sanfteren Druck ein. »Die Maschine macht mich zu einem netteren Menschen – ohne sie wäre ich ein harter, kalter Fels«, ist Grandin überzeugt. »Ich brauchte diese körperliche Erfahrung, um Zuneigung empfinden zu können.« Grandin hat selbst erfahren und ausprobiert, was für sie gut ist und ihr guttut. Nicht alle Menschen fühlen sich mit der gleichen, sanften Form der Berührung wohl.

Fester, bitte!

Inzwischen benutzen etliche Kliniken Vorrichtungen, wie sie die Autistin und »Rinderflüsterin« Temple Grandin erfunden hat. Sie bieten eine Behandlung mit gleichmäßigem Druck von außen an, der über bewegliche Polster reguliert werden kann. Kinder, die es nicht schaffen, von allein zur Ruhe zu kommen, die ständig unter Strom stehen, zeigen besonders positive Reaktionen. »Grandin hat intuitiv das Richtige gemacht, um sich selbst zu beruhigen«, sagt der Psychologe Dougal Hare von der Universität Manchester. »Inzwischen hat die Wissenschaft zeigen können, wie wichtig der Druck ist, mit dem wir berührt werden, und welche unterschiedlichen Auswirkungen das hat.«

Demnach führen leichte Berührungen mit nur sanftem Druck dazu, dass wir aufgeregt sind und im Körper eine Art Stressreaktion abläuft: der Herzschlag, der Blutdruck und auch die Atemfrequenz steigen, weil das sympathische Nervensystem aktiviert wird. Es befeuert die Kampf- und Fluchtreaktion. Kräftiger Druck bewirkt hingegen das Gegenteil. Er beruhigt und das parasympathische Nervensystem überwiegt. Körperfunktionen von Herz und Kreislauf werden durch stärkeren Druck verlangsamt. Inzwischen gibt es sogar Hinweise dafür, dass starker Druck (»deep touch«) bei psychischen Leiden hilfreich sein kann und die Angst lindert.[5]

Über die Ursachen dafür, dass Berührungen so unterschiedlich wirken, spekulieren Forscher noch. Leichter, behutsamer Körperkontakt findet ja auch beim liebevollen Austausch von Zärtlichkeiten statt, und dass dabei Blutdruck und Puls in die Höhe schnellen, ist hinlänglich bekannt. Andere Forscher vermuten hingegen, dass leichte Berührungen eher zu einer Stressreaktion führen, weil sie – aus evolutionärer Sicht – die Berührung von Giftspinnen, Insekten und anderem lästigen Getier anzeigen können und dann höchste Alarmbereitschaft gegeben ist. Bei diesen kleineren und leichteren Tieren reicht oftmals eine schnelle, leichte Bewegung aus, um sie zu verscheuchen.

Für den Hausgebrauch ist es wichtig, herauszufinden, welchen Druck und welche Form von Berührung der Partner am liebsten mag. Manchen Menschen bereitet es ja körperliches Unwohlsein, wenn sie sanft gestreichelt werden; sie wollen lieber fester angefasst werden oder gar die körperliche Überlegenheit des anderen spüren. Andere Menschen empfinden hingegen der Hauch einer Berührung als absoluten Hochgenuss und ein Fest der Sinne.

Anfassen statt aggressiv werden

> Es gibt keine Grenzen. Weder für Gedanken noch für Gefühle.
> Es ist die Angst, die immer Grenzen setzt.
> *Ingmar Bergman*

Der eine liebt es, schnell Körperkontakt zu anderen zu finden, wenn er in Gesellschaft ist. Der andere versteift sich hingegen, ist befangen und fällt regelrecht in eine Schockstarre, wenn ihm flüchtige Bekannte um den Hals fallen und er geherzt und umarmt wird. Natürlich gibt es nicht nur individuell Unterschiede im Bedürfnis nach Nähe, sondern auch zwischen den Völkergruppen. In Europa besteht beispielsweise ein klares Nord-Süd-Gefälle: In den mediterranen Ländern fassen sich die Leute eher an, umarmen sich gerne und sind körperbetonter als die kühlen Nordlichter, die eher auf Abstand bedacht sind.

Auch in den USA und in Frankreich fällt der gesellschaftliche Umgang miteinander recht unterschiedlich aus. Eine Untersuchung von Heranwachsenden in McDonald's-Schnellrestaurants machte dies deutlich – ausgewählt zum Vergleich wurden Brätereien in Paris und Miami. Schnell war auffällig für die Forscher: Die jungen Amerikaner berührten sich deutlich seltener: Sie lehnten sich nicht so oft aneinander, streichelten, knuddelten, umarmten und küssten ihre Freunde und Kollegen viel seltener als die Gleichaltrigen aus Frankreich.[6] Stattdessen berührten sich die jungen Menschen aus Miami häufiger selbst – und sowohl verbal als auch körperlich erwiesen sie sich als weitaus aggressiver.

Es ist nur eine Momentaufnahme – für die Wissenschaftler lieferte diese transatlantische Untersuchung trotzdem einen Beleg dafür, dass Berührungen dazu beitragen, Aggressionen abzubauen, und sich das entsprechende Verhalten sofort daran ablesen lässt, wie freundlich oder gereizt der Ton untereinander ist. Daraus nun gleich die Konfliktbereitschaft ganzer Nationen ablesen zu wollen, wäre sicherlich übertrieben, doch für das gesellschaftliche Klima ist es durchaus bezeichnend, wie man sich herzt und knufft – oder sich eben auch in der Freizeit auf Distanz hält.

Nähe spüren –
und sich berühren lassen

*Die Entfernungen nehmen ab,
die Menschen kommen sich näher!*

Hugo von Hofmannsthal

Menschen schätzen ganz unterschiedliche Formen der Berührung. Das ist schon bei kleinen Kindern zu spüren. Manche wollen ganz fest in den Arm genommen werden, andere lieben es hingegen, sanft gestreichelt zu werden. Wiederum andere brauchen eher weniger Körperkontakt, ohne dass sie deswegen gefühlskalt oder schroff wären. Und manches Kind mag am liebsten ständig umfasst, umarmt, gestreichelt und liebkost werden. »Es gibt die Cuddler und die Nicht-Cuddler«, sagt Florian Heinen, Chefarzt für Neuropädiatrie und kindliche Entwicklung am Haunerschen Kinderspital der Universität München. »Die einen kuscheln viel und gerne, die anderen brauchen das nicht so, ohne dass daraus auf ihren Charakter oder ihre weitere Entwicklung geschlossen werden könnte.«

Bei Erwachsenen und in Liebesdingen verhält es sich nicht anders. Die einen wollen ständig streicheln und gestreichelt werden, die anderen brauchen das kaum. Und jeder Mensch hat andere Vorlieben und Körperregionen, die bei ihm besonders empfindlich und reizbar sind und an denen sich besondere Wonnen auslösen lassen. An anderen Stellen mag er hingegen gar nicht angefasst werden. Umgekehrt gibt es aber auch Berührungen, die zwar nur leicht und behutsam erfolgen, aber dennoch zu Irritationen führen können, Angst machen oder sogar schmerzhaft sind.

Und manchmal sind Berührungen auch der Schlüssel zu einem Verständnis, das sich zuvor mit Worten nicht einstellen wollte. Margaret Cullen, Familientherapeutin und Dozentin für Achtsamkeitsmeditation, beschreibt die Erfahrung einer Lehrerin mit einem schwierigen Schüler. Nachdem die Lehrerin auf Adams unkontrollierte Gefühlsausbrüche immer wieder mit den üblichen genervten Sprüchen reagiert hatte – »Ich ertrage das nicht mehr«, »Das ist doch nicht normal« –, änderte sie nach einer Mitgefühlsmeditation ihr Verhalten und sagte zu dem Schüler, dass er einfach mal seinen Kopf auf ihre Schulter legen und sich entspannen solle.
Nach einer halben Minute war er eingeschlafen. »Sobald ich ihm gegenüber weich geworden war und aufhörte, dieses Ich-bin-definitiv-sauer-auf-dich-Gesicht zu machen, konnte er ganz plötzlich loslassen«, schildert sie ihre Erfahrung.[7] Erstaunlicherweise lösen manche Körperkontakte überall auf der Welt ganz ähnliche Empfindungen aus. Der Kopf auf der Schulter, das Händchenhalten im Kreis oder zu zweit.

Fühlt sich das gut an!

> Neben der Liebe auf den ersten Blick gibt es auch die Liebe auf die erste Berührung. Und die geht vielleicht noch tiefer.
> *Vladimir Nabokov*

Da so viele Berührungen so guttun, liegt nichts näher, als sich ein paar angenehme taktile Erfahrungen im Alltag selbst zu bereiten. So schwer ist das gar nicht: Etliche Frauen

(Männer machen das eher selten) haben ein Faible dafür, in Stoffgeschäften die weiche, flauschige oder anderweitig angenehme Beschaffenheit von Geweben, Texturen und anderen Textilien zu erspüren, und gehen nur aus diesem Grund so oft in die entsprechenden Läden. Der »richtige« seidig weiche oder frotteekuschelige Bettbezug, die der Haut schmeichelnde Unterwäsche und der angenehm zu tragende Pyjama und andere feine Stoffe können erheblich zum Wohlbefinden beitragen und ein bisschen Glück in den Alltag zaubern.

Es muss übrigens gar nicht immer weich und sanft und kuschelig sein, was man anfasst und was gute Gefühle bereitet. Die vielbelächelte Sitte, Bäume zu umarmen, rührt wahrscheinlich von dem erhabenen oder weniger pathetisch ausgedrückt: beruhigenden Gefühl her, etwas Festes und Rauhes und Bodenständiges zu spüren und sich auf diese Weise »geerdet« zu fühlen. Und viele Reiterinnen und Reiter sind deshalb so begeistert von ihrem Hobby, weil sie unmittelbar durch die Hose den Körper und die Berührungen des Pferdes erfahren.

Kinder kennen und suchen ebenfalls das schöne Gefühl, einen nicht nur außergewöhnlich gefärbten oder gemusterten, sondern auch besonders glatten Stein zu finden und ihn ständig in der Hosentasche mit sich herumzutragen. Als Schutz, als Glücksbringer, als Talisman. Während der Nacht bekommt er einen Ehrenplatz neben dem Bett. Und sie müssen ihn immer wieder anfassen, schließlich fühlt er sich so gut an!

Aber auch für Erwachsene gibt es inzwischen »Handschmeichler« aus Holz, Stein oder anderen anschmiegsamen Materialien in verschiedenen Formen und Farben. Der einzige Zweck dieser Gegenstände besteht darin, sich gut anzufühlen. Wenn solche kleinen Helfer auf diese Weise dazu beitragen, gute Gefühle zu vermitteln und das Miteinander noch etwas freundlicher zu gestalten, umso besser.

Nacktheit und Berührung

> Sosehr wir auch ablegen, was wir tragen,
> wir gelangen nie zur Nacktheit, denn die Nacktheit ist
> ein Phänomen der Seele und nicht des Kleiderablegens.
> *Fernando Pessoa*

Nackte Körper können ungeheuer anziehend sein, keine Frage. Aber Nacktheit muss nicht zwangsläufig immer etwas mit Erotik oder Sexualität zu tun haben. Im Juni 2012 haben sich mehr als 1700 Menschen morgens um Viertel nach drei Uhr in München getroffen. Es ist schon ungewöhnlich, dass sich so viele Menschen zu einer so frühen Uhrzeit freiwillig treffen. Noch ungewöhnlicher: Die Leute waren nackt beziehungsweise machten sich nackig. Für ein Fotoshooting des US-Künstlers Spencer Tunick posierten sie in aller Frühe am Marstallplatz in der Innenstadt. Erst zogen sie sich aus, dann malten sie sich selbst mit Körperfarbe an, um sich mit roten und goldenen Leibern zu Elementen aus Richard Wagners »Ring des Nibelungen« aufzustellen.

»Durch die Farbe hat man sich gar nicht nackt gefühlt«, sagt eine junge Frau, die dabei war. »Es war ja dadurch viel schwerer, sich überhaupt zu erkennen.« Nicht nur die Haut, auch die Haare und sogar die Öffnungen der Nasenlöcher und der Ohren wurden bemalt. Die Körper wirkten auf diese Weise gar nicht nackt, sondern eher wie verkleidet. Und da alle Teilnehmer mit Farbe bemalt waren, wirkten sie durch diesen Verfremdungseffekt noch mal irritierender.

Da sich die Aktion hinzog und auch ein früher Junimorgen in München empfindlich kühl sein kann, wurde den freiwilligen Teilnehmern mit der Zeit kalt. »Wir haben uns dann zu Menschentrauben zusammengeschlossen und uns gegenseitig umarmt und gewärmt«, so eine andere Freiwillige. Um Zärtlichkeiten und Erotik ging es dabei wiederum nicht – wer sich von hinten an den anderen schmiegte, wollte mit dieser Berührung lediglich wärmen und gewärmt werden.

Die Giftspinne auf unserer Haut

> Man soll die Zuschauer nicht belehren, sondern berühren.
>
> *Meryl Streep*

Er liegt entspannt auf dem Bett und gönnt sich einen Moment der Ruhe, denn gerade erst hat er wieder einen der vielen Halunken ausgeschaltet, die sich ihm regelmäßig in den Weg stellen. Doch plötzlich krabbelt eine Tarantel über James Bonds mächtigen Brustkorb. Der Agent Ihrer Majestät hält den Atem an, er bewegt sich nicht. Skeptisch betrachtet er das giftige Spinnentier, man sieht einen Anflug von Unruhe in seinen Augen, dann erledigt er den achtbeinigen Störenfried. Die Szene aus dem 1962 erschienenen Agententhriller »James Bond 007 jagt Dr. No« geht unter die Haut.

Wer die Filmsequenz sieht oder sich lebhaft an sie erinnert, den schaudert es. Es fühlt sich für den Betrachter irritierend an, auch wenn er nur zuschaut. Man kann gar nicht anders, als ein Gefühl zu entwickeln, als ob die Spinne gerade über

die eigene Haut krabbeln würde. Unweigerlich stellen sich die Härchen zur Gänsehaut auf. Obwohl der Zuschauer bequem im Fernsehsessel sitzt und weiß, dass gefährliche Tiere gerade denkbar fern von ihm sind, stellt sich dieser Eindruck ein. Man kann sich nicht mal dagegen wehren, wenn man nicht völlig gefühlskalt ist: Menschen verfügen offenbar über eine Art »taktiles Mitgefühl«. Berührungen, besonders wenn sie verstörend sind, berühren uns zutiefst – auch wenn wir sie nur bei anderen sehen.
Irgendwo zwischen Stirn- und Scheitellappen, im sogenannten sekundären prämotorischen Kortex des Gehirns, wird der Tastsinn aktiviert, wenn Menschen am Brustkorb, am Bein oder anderswo angefasst werden oder sich dort etwas auf der Haut bewegt. Dort, in der Großhirnrinde, registrieren und verarbeiten spezialisierte Nervenzellen den Ort, die Art und Weise und die Intensität der Berührung und erkennen blitzschnell, was sich da tut: freundlich und angenehm oder feindlich und bedrohlich.
Ein nahezu identisches Aktivierungsmuster des Gehirns ergibt sich allerdings auch, wenn Menschen im Film sehen, wie die Spinne über den Oberkörper von James Bond krabbelt.[8] Wer nicht abgestumpft ist, den kribbelt es ähnlich wie den Superagenten. Evolutionsgeschichtlich sehr alte Prägungen vermitteln uns das Signal einer Bedrohung, wenn kleinteilige, leichte Krabbelberührungen zu spüren sind – schließlich ist nicht ausgemacht, ob sie von einem zärtlichen Menschen stammen, der es gut mit uns meint, oder von gefährlichen Insekten, Spinnen oder Schlangen herrühren.
Und unsere sensiblen Nervenbahnen feuern ganz ähnlich. Die Nervenverarbeitung im Gehirn unterscheidet sich also kaum – egal, ob wir die Berührung selbst spüren oder ob wir sie bei anderen sehen und sie uns deshalb nahegeht. In der

Tat haben Kernspinaufnahmen gezeigt, dass die Erregung im Gehirn ganz ähnlich abläuft – und dies einer der Gründe ist, warum uns Filmszenen, aber auch spannende Erzählungen so sehr berühren und manchmal sogar unter die Haut gehen.

Im Nachhinein wurde übrigens bekannt, dass während der Dreharbeiten zunächst geplant war, Sean Connery auf dem Bett liegend zu filmen – und die Giftspinne auf einer Art Plexiglas laufend anschließend darüberprojiziert werden sollte. Der sonst so lässige Haudegen Connery hatte nämlich furchtbare Angst vor Spinnen. Der Regisseur war mit dem Ergebnis jedoch nicht einverstanden, die Aufnahmen erschienen ihm zu unrealistisch, so dass Stuntman Bob Simmons die Spinne über seine nackte Haut laufen lassen musste.

Ein buchstäblich berührendes Erlebnis. Simmons beschreibt diese Erfahrung als denjenigen Stunt in seiner langen Karriere, der ihm am meisten Angst eingejagt hat. Ob er damals schon wusste, dass der Biss einer Tarantel verhältnismäßig ungefährlich und in etwa vergleichbar mit einem Wespenstich ist?

Die Vorahnung einer Berührung

> In deiner Haut möchte ich nicht stecken.
>
> *Anonym*

Bei dem großen Einfühlungsvermögen, das Menschen in die Berührungen anderer haben, verwundert es nicht, dass sich auf diese Weise auch leicht körperliche Reaktionen provozieren lassen. So untersuchten Mediziner für eine Studie

Menschen, die anfällig für Lippenherpes waren. Die Hälfte der Probanden bekam Fotos gezeigt, die bei ihnen Ekel auslösten. Auf den Bildern waren benutzte Gläser zu sehen, in denen tote Fliegen schwammen, oder eine verschmutzte Küche. Schnell stellte sich in der Phantasie der Teilnehmer der Eindruck ein, diesen Dreck anfassen und aufräumen zu müssen.

Die andere Hälfte der Probanden sah neutrale Fotos. Wenig später lasen die Forscher den Versuchsteilnehmern buchstäblich von den Lippen ab: Bei 40 Prozent derjenigen, die eklige Bilder ansehen mussten oder sich gar den Kontakt zu den verschmutzten Gegenständen vorstellten, blühten Herpesbläschen auf. In der Gruppe, die neutrale Bilder zu sehen bekam, war hingegen nicht eine Unebenheit auf der Lippe zu erkennen.[9]

Dass nicht nur Hautkranke auf optische Reize, Stress oder andere Stimuli Hautreaktionen zeigen, hat Uwe Gieler auf originelle Weise belegt. Der Arzt für Psychosomatik am Universitätsklinikum Gießen und Marburg hielt einen Vortrag über Juckreiz, bei dem die Zuhörer heimlich gefilmt wurden. Während der Ausführungen zu Läusen, Flöhen oder anderen ekligen Themen kratzte sich das Publikum besonders oft. Sprach Gieler hingegen über das angenehme Berührungsorgan Haut, kratzte sich kaum jemand. »Juckreiz ist suggestibel«, sagt Gieler.

Doch trotz zahlreicher Messungen von Stressmediatoren im Blut, von veränderten Neuropeptiden und Immunzellen, sind die genauen Mechanismen für diese Phänomene noch unklar. »Alles auf die Psyche zu schieben ist auch Quatsch«, sagt Gieler, der sich dagegen wehrt, dass jeder aufkeimende Pickel gleich mit seelischen Problemen und Stress in Verbindung gebracht wird. »In Umfragen geben 70 Prozent der

Hautkranken an, dass die Beschwerden unter Stress stärker würden. In klinischen Studien bestätigt sich dies aber nur bei etwa 30 Prozent.« Doch immerhin zeigt sich in dem Versuch, wie empfindlich die Menschen bereits auf die Vorstellung einer unangenehmen Berührung reagieren.

Der Schmerz der Ausgrenzung

> Fass mich an, und diese Hand wird nie wieder etwas anfassen.
>
> *Aus dem Film »Matrix«*

Nicht berührt zu werden, nicht mitmachen zu dürfen und von einer Gruppe ausgeschlossen zu werden, tut weh. Es kann wie ein plötzlicher Schlag in die Magengrube wirken, wenn das unmissverständliche Signal kommt: Hier hast du nichts zu suchen, du musst leider draußen bleiben. Der Schmerz über den jähen Ausschluss aus der Gemeinschaft und die fehlende Bindung ist sogar ganz wörtlich zu verstehen, sagt Naomi Eisenberger von der University of California in Los Angeles. Fühlt sich jemand ungeliebt, einsam und nicht gewollt, tut das auch körperlich weh, so die Neuroforscherin und Sozialpsychologin. Soziales und physisches Leid überlappen sich dann.[10]

Die überraschenden Behauptungen der Forscherin gründen auf zahlreichen Untersuchungen, in denen Ausgrenzungserfahrungen täuschend echt simuliert wurden. In einer der Studien durften sich je ein Proband und zwei virtuelle Figuren in einem Computerspiel Bälle zuwerfen. Nach einiger Zeit warfen sich jedoch nur noch die beiden virtuellen Figuren den Ball zu – die Versuchsteilnehmer wurden ab-

sichtlich ausgegrenzt und reagierten empört. Zugleich sank ihre Schmerzschwelle, und sie reagierten empfindlicher auf Hitzereize und andere kleine, quälende Berührungen.
Die veränderte Schmerzwahrnehmung stellte sich sogar dann ein, wenn den Probanden nur kurze Filmclips vorgespielt wurden, in denen Menschen mit einem ablehnenden oder missbilligenden Gesichtsausdruck zu sehen waren. Ängstlich-neurotische Probanden, die immer wieder Vermutungen äußerten wie »Die haben bestimmt was gegen mich« oder »Ich hab mich so verloren gefühlt«, reagierten nach der Zurückweisung noch weitaus schmerzempfindlicher als Teilnehmer mit einer gefestigten Persönlichkeit.
Soziale Ablehnung hat aber auch weitere körperliche Folgen. Sie geht mit einem Anstieg diverser Entzündungswerte einher, hat Eisenbergers Arbeitsgruppe jüngst beobachtet. Proinflammatorische Zytokine – das sind Botenstoffe, die eine Entzündung regelrecht anfeuern – zirkulieren vermehrt im Blut und tragen dazu bei, dass Schmerzreize als noch schmerzhafter wahrgenommen werden und unangenehme Berührungen lästiger sind. Soziale Nähe, Bindungen und das Gefühl der Sicherheit linderten hingegen den Schmerz. Sobald Versuchsteilnehmer die Hand des Partners halten konnten oder auch nur ein Bild von ihm sahen, taten ihnen die verschiedenen Schmerzreize schon nicht mehr so stark weh.
Die wechselseitige Beeinflussung von sozialen und körperlichen Schmerzen funktioniert offenbar in beide Richtungen: Bekamen die Probanden Paracetamol oder ähnliche Schmerzmittel, empfanden sie die soziale Ausgrenzung und Zurückweisung als längst nicht so massiv wie jene Versuchsteilnehmer, die ein Scheinpräparat schluckten, nachdem sie von der Gruppe, einem Spiel oder anderen angenehmen

Situationen ausgeschlossen worden waren. Psychisches Leid wurde also mit Hilfe der medikamentösen Dämpfung körperlicher Schmerzen gelindert.

Seelisches und körperliches Leid liegen auch im Mitleid nah beieinander. Die Psychologen Naomi Eisenberger und Matthew Liebermann konnten zeigen, dass Probanden, die in einem Video ansehen mussten, wie Menschen aus einer Gruppe ausgeschlossen wurden, in ihren Aktivitätsmustern im Gehirn so reagierten, als ob sie den Schmerz der Ausgrenzung selbst körperlich spürten; ihre neuronalen Schaltkreise feuerten ähnlich.

Sozialer und physischer Schmerz teilen sich offenbar gemeinsame Nervenbahnen und Signalwege, sagt Eisenberger. Vermutlich werden Ablehnung und der Verlust von etwas Geliebtem als elementare Bedrohung wahrgenommen und sind deshalb im Gehirn ähnlich »verschaltet«. In früheren Stammesgesellschaften oder großen Familienverbänden konnte es lebensgefährlich sein, nicht mehr Teil der Gemeinschaft zu sein.

Während Eisenberger den Überlebensvorteil in der Gruppe, ohne die der Einzelne in Gefahr wäre, als evolutionäre Wurzel für die Nähe von psychischem und physischem Leid anführt, betont Peter Henningsen die Bedeutung dieser Befunde für die Behandlung in Klinik wie Praxis. »Viele unserer Patienten reagieren auf belastende Lebensereignisse und soziale Ausgrenzung durch Jobverlust oder Trennung mit vermehrten körperlichen Schmerzen«, sagt der Chef der Klinik für Psychosomatik an der Technischen Universität München. Ob Rückenschmerzen, Verdauungsprobleme oder Herzrasen – alle diese Symptome treten vermehrt nach Schicksalsschlägen oder bei psychischen Problemen auf. Deshalb lindern Psychotherapien, die dazu beitragen, dass sich jemand sozial besser unterstützt und aufgehoben fühlt, oft auch die Schmerzen.

Der Berührung immer einen Schritt voraus

> Die Wirklichkeit eines anderen Menschen liegt nicht darin,
> was er dir offenbart, sondern in dem,
> was er dir nicht offenbaren kann.
> *Khalil Gibran*

> Das Verstehen ist ein Wiederfinden des Ich im Du.
> *Wilhelm Dilthey*

Da ist dieses Kribbeln im Bauch, da ist diese rätselhafte Ungeduld. Die Verliebten stehen sich in banger Erwartung gegenüber, aber plötzlich spüren beide, dass sie sich gleich berühren und küssen werden, dass es gar nicht anders geht. Woher wissen sie nur, dass ausgerechnet jetzt der richtige Moment dafür ist? Ähnlich beim Füttern eines Babys: Viele Erwachsene machen selbst den Mund auf, wenn sie den Löffel zum Mund des Kleinen führen, und ahmen die Kau- und Schluckbewegung nach. Haben sie etwa auch Hunger? Und warum ist Gähnen so ansteckend und Lachen ebenfalls?
Die Wissenschaft favorisiert eine faszinierende Hypothese, um diese Phänomene zu erklären, ob man sie nun Mitgefühl, Vorahnung oder Intuition nennen mag: Nervenzellen im Scheitellappen des Gehirns könnten dafür verantwortlich sein, dass Menschen Handlungen und Bewegungen vorausahnen, bevor sie geschehen, und aus kaum merklichen Gesten anderer darauf schließen, was wohl als Nächstes folgen

wird und dass es gleich zum Körperkontakt kommt. Weil diese Nervenzellen nicht nur während eigener Handlungen feuern, sondern auch auf das Verhalten eines Gegenübers reagieren, werden sie als Spiegelzellen oder Spiegelneuronen bezeichnet.

Die Forschung von Vittorio Gallese von der Universität Parma hat entscheidend dazu beitragen, psychosoziale wie körperliche Beschwerden vieler Patienten noch besser zu erklären – und zu verstehen, woher Menschen wissen können, dass sie sich jetzt gleich an der Hand oder in den Arm nehmen werden. Der Neurowissenschaftler hat vor mehr als 20 Jahren gemeinsam mit dem Physiologen Giacomo Rizzolatti die Spiegelneuronen entdeckt – jene Nervenbahnen, denen entscheidende Bedeutung für Empathie und Imitation nachgesagt wird. Zunächst fand er die mitfühlenden Nervenzellen bei Affen, mittlerweile hat er sein Forschungsgebiet aber längst auf den Homo sapiens ausgedehnt.

Wie weit das neuronale Erkennen und Voraussehen gehen kann, zeigen die Ergebnisse der Forscher: Die Spiegelzellen feuern nicht nur bei eigenen Handlungen, sondern werden auch dann aktiviert, wenn Affen oder Menschen sehen, wie jemand die Hand nach einer Banane ausstreckt, das Ergreifen der Frucht aber verdeckt ist. Auch minimale Unterschiede in der Art der Tätigkeit wie etwa der Griffhaltung beeinflussen offenbar die Erregung der Nervenzellen.

Rizzolatti und seine Mitarbeiter fanden heraus, dass es eine Untergruppe der empathischen Zellen gibt, die unterschiedlich reagiert, je nachdem, ob die Banane gegessen oder nur in einem Gefäß deponiert wird.[11] Dieselben Differenzen in der Nervenaktivität lassen sich ableiten, wenn die Bewegung lediglich gesehen, aber nicht selbst zugegriffen wird. Das Gehirn kann also offenbar sogar die Absicht einer Berührung erkennen und auch dann nachvollziehen, wenn der Mensch lediglich stiller Beobachter ist.

Die Auswahl, welche Spiegelneuronen aktiviert werden, ist anscheinend abhängig von dem Zusammenhang, in dem die Bewegung steht, und vom Zweck, den der Gegenstand zumeist erfüllt. Sogar Affen scheinen erkennen zu können, ob ein identisch aussehender Handgriff dazu dient, aufzuräumen, zu essen oder sich zu kratzen. Diese neuronalen Resonanzphänomene könnten erklären, warum es nicht nur möglich ist, Handlungen des Gegenübers zu erahnen, sondern auch zu verstehen, in welcher Absicht sie ausgeführt werden. So schließt jeder menschliche Beobachter aus dem Umfeld und der Art des Zugriffs, ob eine Tasse angefasst wird, um daraus zu trinken oder um sie wegzuräumen.[12]

Es klingt nicht besonders romantisch, aber womöglich sind Intuition, Mitleid und die zarten Vorahnungen einer Berührung, zu der es bald kommen wird, reine Nervensache.

Das Gefühl vor dem Gefühl

> Es gibt kaum ein beglückenderes Gefühl, als zu spüren,
> dass man für andere Menschen etwas sein kann.
> *Dietrich Bonhoeffer*

Inzwischen gilt Vittorio Galleses Interesse nicht mehr so sehr den Spiegelneuronen. Er möchte vielmehr verstehen, wie Menschen ihren Körper wahrnehmen und welche Veränderungen geschehen, wenn ihnen andere Menschen nahekommen – es geht gleichsam um die Berührung durch andere vor der eigentlichen Berührung.[13] Der Herzschlag und selbst das Gefühl und die Empfindung der eigenen Hand verändern sich nämlich, sobald uns jemand näherkommt, sagt der Physiologe. So wird aus der Erfahrung des Körpers eine Erfahrung des Leibs, der mit seiner Umwelt in Interaktion steht.

Gallese hat viele neurowissenschaftliche Belege für die enge Interaktion von Umwelt, Psyche und Körper gesammelt und verbindet sie in seinen Schriften mit den Theorien Viktor von Weizsäckers. Von Weizsäcker hatte in seiner Lehre vom Gestaltkreis schon 1932 gefordert, dass die Lehre von den gesunden und krankhaften Funktionen des Menschen nicht allein naturgesetzlich aufzufassen, sondern immer auch als eine Kette von Erfahrungen, eigentlich als eine Erzählung von Erfahrenem zu verstehen sei. Das Körpererleben ist demnach immer eingebettet in die Wahrnehmung von sich selbst und den anderen. Als einer der Begründer der psychosomatischen Medizin und Medizinischen Anthropologie erschloss von Weizsäcker früh die soziale Dimension von Krankheit.

Für Peter Henningsen, den Chef der Psychosomatik an der Technischen Universität München, ergänzen sich die Befunde Galleses mit seinen eigenen Erfahrungen als Klinikarzt. Viele Patienten in der Psychosomatik hätten schließlich große Schwierigkeiten, sich in andere einzufühlen. »Körpertherapien spielen bei uns deshalb eine wichtige Rolle«, sagt Hennigsen. Die aktuellen Forschungsergebnisse machen verständlich, wie neue Erfahrungen des Körpers nicht nur Schmerzen lindern, sondern auch dazu führen können, dass Patienten mehr Mitgefühl haben und sich von den Stimmungen anderer berühren lassen.

Wer dies wieder lernt, der kann auch den besonderen Zauber des Zusammenseins wieder neu erfahren. Wenn beim Flirt die Augen werben oder verschämt wegschauen, wenn jemand gemobbt wird und sich die Blicke nicht mal mehr zur Begrüßung kreuzen, könnten immer diese besonders mitfühlenden Nervenzentren im Spiel sein. Ob man im Gespräch die Beine in dem Moment übereinanderschlägt, in dem es auch der andere tut, oder ob man automatisch in der Fußgängerzone Entgegenkommenden ausweicht, ohne sich zuvor über die Richtung verständigt zu haben, ob der Torwart beim Elfmeter die richtige Ecke erspürt und dorthin abtaucht – das alles könnte eine Leistung der Neuronen sein.

Blinde und ihr besserer Tastsinn

> Der Mensch ist ein Blinder,
> der vom Sehen träumt.
> *Christian Friedrich Hebbel*

Es gehört zu den allgemeinen Volksweisheiten, dass Blinde zwar nichts mehr sehen können, ihre anderen Sinne dafür aber umso besser ausgeprägt sind und noch fortwährend geschärft werden. Schon Charles Darwin behauptete nach seinen umfangreichen Beobachtungen und Naturforschungen, dass ein Sinn geschärft wird, wenn die Lebewesen sich besonders auf ihn konzentrieren müssen – wie etwa bei den Blinden, die besser in der Lage sind zu hören, oder bei den Tauben, die zumeist auch besser fühlen können. Etliche moderne Studien untermauern Darwins frühe Vermutung. So zeigten Forscher, dass Blinde zumeist ein feineres Gehör haben als Sehende und dass sie zudem auch besser riechen und Gerüche feiner unterscheiden können.

Auch Wissenschaftler nahmen zunächst an, dass bei Blinden für die Repräsentation aller Einflüsse und Wahrnehmungen aus der Außenwelt mehr Raum und Nervenleistung zur Verfügung stehe, weil der optische Input fehlt. Das Gehirn kann sich auf weniger Stimuli konzentrieren und wird gleichsam nicht durch optische Reize abgelenkt, die es erkennen, zuordnen und gegebenenfalls speichern muss.[14] Zumindest die neuronalen Reserven für die Verarbeitung anderer Reize sind offenbar tatsächlich größer, wenn keine Informationen durch das Sehen im Gehirn eintreffen. Umgekehrt sind Blinde allerdings nicht so gut darin, wenn es darum geht, in Aufgaben verschiedene Formen der Sinnesverarbeitung zu benutzen und zu kombinieren.

Was den Tastsinn angeht, ist die Beweislage für die Überlegenheit der Blinden gegenüber den Sehenden allerdings viel weniger eindeutig als für die anderen Sinnesmodalitäten. Zwar gibt es Untersuchungen, die zeigen, dass Blinde Tastreize genauer erkennen und unterscheiden können und buchstäblich mehr Fingerspitzengefühl haben als sehende Probanden.[15] Aber zum Tasten gehören eben auch Berührungen beim Begreifen und Erkennen von Formen, für die es offenbar von Vorteil ist, wenn man eine optische Vorstellung vom Aussehen der Objekte hat, die es zu begreifen gilt.

Wahrscheinlich ist dies auch der Grund dafür, dass manche Studien zeigen, dass sich die Wahrnehmung zwischen Blinden und Sehenden kaum unterscheidet.[16] Auch nach verschiedenen Versuchen mit der Zuordnung von Vibrationsreizen, dem Druckempfinden und der Erkennung von Abständen zeigte sich, dass die angebliche Überlegenheit der Blinden in dieser Hinsicht nicht gegeben oder nur minimal ausgeprägt war. Aus Sicht einiger Forscher ist es daher un-

klar, ob Blinde in ihrem taktilen Empfinden wirklich bessere Fähigkeiten ausgeprägt haben.
Wenn Blindheit tatsächlich den Tastsinn und das Berührungsempfinden beeinflusst, könnte es auch mit der Art der gestellten Aufgaben zusammenhängen, wie Blinde abschneiden. Ging es darum, plastische Zeichnungen mit dem Finger entlangzufahren und zu erkennen, waren die Blinden keineswegs immer besser.[17] Anders verhielt es sich mit ungewöhnlichen Objekten, die in die Hand genommen und durch intensives Befühlen identifiziert werden sollten. In einer Studie von Psychologen der Western Kentucky University in Bowling Green zeigte sich, dass die blinden Teilnehmer sowohl taktile Muster besser erkennen als auch dreidimensionale Formen einfacher unterscheiden konnten als Sehende.[18]
Taktile Muster erkannten sowohl jene Blinden besser, die bereits von Geburt an nicht sehen konnten, als auch jene, die schon früh im Leben oder erst später erblindet waren. Die Überlegenheit, dreidimensionale Formen gut zu erkennen, zeigten hingegen nur jene Blinden, die einst sehen konnten, dann aber früher oder später erblindet waren. Offenbar ist es also für diese Form des Erkennens wichtig, früher einmal gesehen zu haben und sich an das Aussehen mancher Gegenstände erinnern zu können.

Wenn aus Berührung Schmerzen werden

> Der Schmerz ist etwas anderes als die Lust –
> ich will sagen, er ist nicht deren Gegenteil.
> *Friedrich Wilhelm Nietzsche*

Manchmal ist es nur ein schmaler Grat zwischen Lust und Leid. Berührungen, die eben noch wohlige Gefühle auslösten, können plötzlich unangenehm oder gar schmerzhaft sein. Zwischen den Geschlechtern gibt es schon länger einen Disput darüber, wer denn nun empfindlicher sei und Schmerzen schlechter ertragen könne, die Männer oder die Frauen.

Die Vorurteile gegenüber leidenden Männern gehen so: Sie halten nichts aus, sie sind wehleidig und jammern, sobald sie nur das kleinste Zipperlein spüren. Bemitleidet man sie nicht genug, werden ihre Beschwerden nur noch schlimmer. Diejenigen, die solche Vorurteile verbreiten, sind: die Frauen. Sich selbst halten sie hingegen für hart im Nehmen. Wer unter Schmerzen Kinder zur Welt bringt, so ihre Argumentation, wird sich von sonstigen Unannehmlichkeiten des Lebens auch nicht so schnell aus der Bahn werfen lassen.

Diese Diskriminierung der Männer als Memmen könnte nun bald ein Ende haben. Die Ehrenrettung kommt von Ärzten der Universitätsklinik Graz. Ein Team um den Intensivmediziner Andreas Sandner-Kiesling hat während der Tagung der europäischen Narkoseärzte in Stockholm im Sommer 2014 eine Studie vorgestellt, wonach Männer zwar schmerzempfindlicher nach großen Operationen sind. Frauen klagen hingegen bereits nach kleineren Eingriffen stärker. »Das Geschlecht spielt offenbar eine Rolle, wenn es darum geht, welches Ausmaß von Schmerzen nach medizinischen Eingriffen empfunden wird«, sagt Sandner-Kiesling.

Die österreichischen Mediziner hatten mit Kollegen aus Bochum mehr als 10 000 Patienten untersucht und 24 Stunden nach einem chirurgischen Eingriff das Ausmaß der Beschwerden erhoben. Insgesamt gaben Männer und Frauen ähnlich starke Schmerzen an. Wurde jedoch untersucht, welche Form des Eingriffs ihnen größere Probleme bereitete, ergab sich ein unterschiedliches Bild: Männer berichteten in 27 Prozent der Fälle nach größeren Eingriffen von anschließenden Schmerzepisoden. So traten die Beschwerden verstärkt nach Hüftoperationen oder Eingriffen zum Gefäßersatz auf. Frauen waren hingegen empfindlicher nach kleineren Eingriffen. In 34 Prozent der Fälle gaben sie Beschwerden an, nachdem ihnen Gewebeproben entnommen wurden oder endoskopische Eingriffe stattfanden. »Die Art und Schwere des Eingriffs scheint wichtig zu sein«, sagt Sandner-Kiesling.

Wer in welcher Situation empfindlicher ist, Männer oder Frauen, darüber sind sich Forscher nicht einig. Kanadische Wissenschaftler haben 2012 den bisherigen Wissensstand zusammengefasst. Demnach haben beide Geschlechter überraschenderweise eine ähnliche Schmerzschwelle für Kälte- und Wärmereize, während Frauen Druckschmerzen stärker peinigen.[19] Allerdings sind Frauen nicht bereit, starke Schmerzen so bereitwillig hinzunehmen wie Männer, sie reagieren bei gleicher Schmerzintensität empfindlicher. »In der Mehrzahl der Studien gibt es bei den meisten Schmerzformen allerdings keine Unterschiede zwischen den Geschlechtern«, sagt Mélanie Racine von der Universität Montreal.

Als Ursachen für die größere Empfindlichkeit der Frauen werden in erster Linie hormonelle Einflüsse diskutiert, die die körpereigenen Mechanismen der Schmerzhemmung beeinträchtigen.[20] Zudem prägen die gleichgeschlechtlichen

Rollenvorbilder in der Herkunftsfamilie das Schmerzempfinden. Hat sich die eigene Mutter immer wieder mit Kopfschmerzen ins Bett zurückgezogen oder auf dem Sofa ausgeruht, wenn sie ein bisschen erschöpft war, ist die Wahrscheinlichkeit groß, dass die Tochter ein ähnliches Verhalten entwickelt. War die Mutter hingegen wenig empfindlich und hat sich nichts anmerken lassen, auch wenn es ihr nicht gutging, ahmen die Töchter vermutlich diesen deutlich robusteren Umgang mit Schmerzen nach.

Auch die Erwartungshaltung spielt eine große Rolle: Stellt man sich vor dem Zahnarztbesuch auf heftige Schmerzen ein, empfindet man sie auch stärker. Rechnet man hingegen nicht mit Beschwerden, fallen sie auch geringer aus.[21] Wissenschaftler der Universität Winston-Salem haben experimentell gezeigt, wie subjektiv körperliche Pein erlebt wird. Ihr Fazit: Die Intensität der unangenehmen Empfindungen wird entscheidend davon beeinflusst, welches Ausmaß an Schmerzen zuvor erwartet wurde.[22]

»Wir erleben Schmerzen nicht im luftleeren Raum«, sagt der Neurowissenschaftler Robert Coghill, der die Untersuchung geleitet hat. »Schmerz ist nicht nur das Ergebnis von Signalen aus einer malträtierten Körperregion, sondern er entwickelt sich aus dem gedanklichen Umfeld eines Menschen, das bei jedem einzigartig ist.« Und in dieser Hinsicht sind es wohl die Frauen, die immer mit dem Schlimmsten rechnen.

Angefasst werden von Profis: die Berührungsindustrie

> Toucha toucha toucha touch me, I wanna be dirty!
> Thrill me chill me fulfil me! Creature of the night.
> *The Rocky Horror Picture Show*

Es gibt sie, diese bestimmte Distanz, die wir gerade noch gut ertragen können. Zwischen 40 und 50 Zentimetern – mehr halten wir schlecht aus. Diese Spanne bezeichnet für die meisten Menschen den Mindestabstand, den Fremde ihnen gegenüber einnehmen dürfen, ohne dass deren Nähe als einengend oder gar als bedrohlich empfunden wird. Die Unterschiede sind individuell erstaunlich gering, und wer uns näher auf die Pelle rückt, gilt schnell als übergriffig, als Eindringling. Kommt jemand trotzdem näher, weichen wir automatisch zurück und verstummen oder fühlen uns bedrängt und haben den Eindruck, mit dem Rücken zur Wand zu stehen. Im vollbesetzten Fahrstuhl kann man dieses Verhalten regelmäßig beobachten, wenn jeder auf den Boden schaut und sich in die Ecke zurückzieht.

Die Menschen haben ein seltsames Verhältnis zur Berührung. Einerseits beklagen sich in Umfragen viele Erwachsene regelmäßig darüber, dass sie zu wenig angefasst würden und ihnen die Umarmungen fehlten. Jeder Zweite hat demnach das Bedürfnis, häufiger in den Arm genommen zu werden, wie zuletzt im Januar 2014 eine Umfrage des Meinungsforschungsinstituts YouGov in Deutschland ermittelte. Andererseits gelten Berührungen schnell als übergriffig. Wer sich in Bus oder Bahn ungefragt neben uns auf einen freien Platz setzt, wird oft als ebenso unhöflich wie aufdringlich empfunden. Böse Blicke und Empörung sind das mindeste, was so ein Eindringling zu erwarten hat.

Nichts wird in den Einladungen zu »Kuschelpartys« oder Ankündigungen des National Hug Day (den »Weltumarmungstag« gibt es tatsächlich – und zwar am 21. Januar) häufiger betont, als dass es bei den Berührungen keinesfalls um erotische oder gar sexuelle Annäherungen gehen soll. Nähe, ja bitte – aber allzeit in engen Grenzen und nach festgelegten Regeln.

»Wir sind ängstlicher geworden«, sagt der Paartherapeut Wolfgang Schmidbauer im *SZ-Magazin* zu diesen seltsam schwankenden Bedürfnissen nach Nähe und Distanz.[23] Offenbar sind Beziehungen immer häufiger geprägt von Rückzug, Vermeidung und Blockaden, vermutet Schmidbauer: »Viele Menschen sind so verunsichert und kränkbar, dass sie die Intimität lieber in einen professionellen Bereich auslagern, wo sie sie kontrollieren können.« Möglichkeiten dazu gibt es genug: Während des Wellness-Wochenendes im Spa, beim Friseur oder während der Maniküre kann man sich die Kopfhaut kraulen, die Hände streicheln und die Lendenwirbelsäule kneten lassen, ohne selbst eine Gegenleistung erbringen oder anderweitig Verantwortung übernehmen zu müssen.

Den Dienstleistern der Berührungsindustrie zahlen wir bereitwillig erstaunliche Summen dafür, dass sie die natürliche Grenze der Distanz zwischen zwei Menschen, die sich nicht liebhaben, aufheben und uns nicht nur bedrohlich nahe kommen, sondern uns sogar berühren. Bei Pflegekräften im Altersheim oder Krankenhaus lässt sich der enge körperliche Kontakt zumeist nicht vermeiden, aber das ist etwas anderes, denn es hat viel mit Bedürftigkeit, Scham und Körperausscheidungen zu tun – in anderen Bereichen ist er hingegen durchaus erwünscht oder eine höchst willkommene Nebenwirkung.

Bei der Physiotherapie – und ein bisschen auf der Couch

*Wie sich körperlich viele für krank halten, ohne es zu sein,
so halten umgekehrt geistig sich viele für gesund, die es nicht sind.*
Georg Christoph Lichtenberg

»Viele Menschen kommen zu mir, weil sie schon so lange nicht mehr angefasst worden sind«, sagt die junge Frau. »Und wenn ich sie dann berühre, erzählen sie mir ganz persönliche Dinge von sich, manche fangen sogar an zu weinen.« Die das sagt, ist weder spezialisiert auf erotische Massagen, noch arbeitet sie als Handauflegerin. Vielmehr hilft sie Kranken und Verletzten nach Operationen oder Unfällen. Annegret E. ist Physiotherapeutin, und zu ihrem Beruf gehört es, täglich wildfremde Menschen anzufassen.
»Gerade ältere und einsame Menschen freuen sich oft die ganze Woche auf die Termine bei mir«, sagt Annegret. »Für die ist das ein ganz wichtiger Moment.« Dabei macht die Physiotherapeutin nichts Ungewöhnliches: Annegret umfasst das Bein nach einem Meniskusschaden oder Knochenbruch, sie bewegt den Arm und drückt ihn dabei manchmal an ihren Körper, wenn die Schulter ausgekugelt war oder nach einem Bänderriss, und bei manchen Rückenleiden umfasst sie den Oberkörper ihrer Patienten auch von hinten.
Für sie ist das Alltag, und ihre Arbeit hat nichts mit Erotik oder Zärtlichkeit zu tun. Ihr geht es schlicht darum, die Be-

weglichkeit ihrer Patienten zu erhalten und den Gelenken und Muskeln wieder die Freiheiten und Funktionen zu ermöglichen, für die sie gemacht worden sind. Für etliche Menschen, die zu ihr in die Praxis kommen, ist es aber offenbar ungewöhnlich, auf diese Weise oder überhaupt noch angefasst zu werden.

Mit der Berührung stellt sich nicht nur körperliche, sondern nebenbei auch eine geistige Nähe ein. Das lässt sich oftmals gar nicht verhindern. Manche Menschen öffnen sich dann und lassen ihren Gefühlen freien Lauf. »Hier wird geheult und geschluchzt, und oft bin ich auch der Kummerkasten und erfahre Sorgen von den Patienten, von denen sonst allerhöchstens der beste Freund oder die beste Freundin etwas weiß«, sagt Annegret. Als Physiotherapeutin ist sie eine professionelle Anfasserin – und in dieser Eigenschaft zugleich auch Seelentrösterin, Psychologin oder manchmal auch nur der psychische Mülleimer für Menschen, die im Schwall ihre seelischen Probleme bei ihr abladen.

Manchmal wird die Nähe, die Annegret in ihrem Beruf zwangsläufig zu anderen Menschen herstellt, allerdings auch missverstanden. Dann glauben besonders die männlichen Kunden tatsächlich, dass die Physiotherapeutin mehr von ihnen wolle, als nur ihre Knochen, Sehnen und Muskeln wieder auf Vordermann zu bringen – schließlich fasst sie ihre Patienten ja so freundlich und behutsam an und kommt ihnen nahe wie sonst kaum ein anderer Mensch.

Wenn Männer sich vor ihr auf der Liege ausstrecken und eine Erektion bekommen, verweigert Annegret die Behandlung. In solche Situationen geraten aber nicht nur Frauen in den berührenden Berufen. Der männliche Betreiber eines Kosmetikstudios erzählt davon, dass sich eine Kundin in der Kabine komplett entkleidet habe, als er etwas verspätet zur

Behandlung kam – »dabei war nur ein Facial dran«. Eine andere hatte sich Strapse angezogen und den Rest ihrer Kleidung ausgezogen, obwohl sie ebenfalls nur im Gesicht behandelt wurde.

Annegret teilt ihre körperlich-seelische Mehrfachaufgabe mit etlichen anderen Berufsgruppen, die vorwiegend von Frauen ausgeübt werden: Auch Masseurinnen, Kosmetikerinnen, Friseurinnen sowie die Mitarbeiterinnen von Wellness-Bädern und Nagelstudios sind körperlich ungewöhnlich nah dran an ihren Kunden. Und wer einsam ist und keinen Partner hat – oder wer zwar einen Partner hat, aber trotzdem nicht genügend oder nicht richtig angefasst wird –, der freut sich auf die Termine bei Menschen, die ihn berühren, die ihm Gutes tun wollen, aber es auch damit bewenden lassen.

Auf der Kuschelparty

> In Deutschland gibt man sich die Hand oder man geht miteinander ins Bett – dazwischen gibt es nichts.
> *Anonym*

Eigentlich ist die Diagnose ziemlich zutreffend: »Der Mensch ist nicht nur ein geistiges, sondern auch ein körperliches, emotionales und soziales Wesen«, schreibt der selbsternannte »Kuschelmeister«, der in und um München »Kuschelpartys« für diverse Zielgruppen organisiert. »Und er hat entsprechende Bedürfnisse, die er in unserer Gesellschaft häufig nicht oder nur sehr oberflächlich befriedigen kann. Absichtsloses Kuscheln unter qualifizierter Anleitung kann dem so entstehenden Mangel entgegenwirken.«

Damit ist der Sinn und Zweck der Kuschelpartys recht genau erfasst, auch wenn es unfreiwillig komisch wird, wenn der Kuschelmeister wenig später erklärt, dass »mehr noch als das bekannte Zusammensein mit Pferden oder Delfinen das achtsame und kuschelige Zusammensein« positive Wirkungen auf das Wohlbefinden hat. So weit ist es in unserer Therapiegesellschaft schon gekommen, dass vor lauter therapeutischem Delfinschwimmen und Pferdestreicheln wohltuende Berührungen zwischen Menschen erwähnt werden müssen.

Trotzdem drohen offenbar große Gefahren beim unverbindlichen Anfassen. Denn egal, bei welchem Anbieter man sich erkundigt, nichts wird so sehr betont, als dass die Kuschelpartys einen »geschützten Raum« bieten zum »Glückshormonetanken« – und es sich dabei weder um einen Singletreff noch um einen Swinger-Club handelt, weil Sex und Erotik keinerlei Rolle spielen sollen. Wer einen Partner fürs Leben oder auch nur für eine Nacht sucht, ist hier definitiv falsch. Wer grapschen oder anderweitig anbandeln will, ebenfalls. Das kann man vielleicht mit Pferden oder Delfinen, aber nicht auf einer Kuschelparty.

Kuscheln »im therapeutischen Umfeld«, wie es die Anbieter nennen, gibt es in Deutschland schon seit den 1980er Jahren als Dienstleistung. Einen richtigen Boom erlebte das organisierte Anfassen aber erst im vergangenen Jahrzehnt. Die Macher der Kuschelpartys erklären sich den Trend mit dem »veränderten Selbstverständnis als Wellness- und Selbsterfahrungsveranstaltung für ein breiteres Publikum«. Geblieben ist das Modell, dass der Moderator darauf achtgibt, dass die Teilnehmer ihren Freiraum finden, aber gleichzeitig sicher sein können, dass es nicht zu Grenzüberschreitungen oder plumper Anmache kommt.

Unter diesen Vorzeichen fand die erste »Cuddle Party« der Geschichtsschreibung der Branche zufolge 2004 in New York statt. Nicht viel später, im Januar 2005, gab es dann die erste Kuschelparty in Berlin. Im Herbst des gleichen Jahres boten im Raum München bereits drei verschiedene Kuschelparty-Organisatoren ihre Dienste an, und »seither gibt es hier die größte lokale Vielfalt derartiger Veranstaltungen weltweit«, wie der Münchner Kuschelmeister zu wissen meint. Manche der Veranstalter bieten auch zusätzlich Raufpartys oder sogenanntes Gaudi-Raufen an. Man will ja auch mal richtig zulangen dürfen.

Dass derselbe Organisator sowohl Kuschelpartys als auch Partys zum Raufen anbietet, ist nicht weiter überraschend. Wissenschaftler haben in jüngster Zeit entdeckt, dass die Intensität des Drucks darüber entscheidet, wie Berührungen wahrgenommen werden: Zarte, sanfte Berührungen erhöhen tendenziell die Frequenz von Atmung, Puls und Blutdruck – und gehen mit einer leichten Stressreaktion einher. Das typische Stresshormon Kortisol wird dann vermehrt ausgeschüttet.

Kräftiger Druck wirkt hingegen eher beruhigend und senkt die Stressantwort des Körpers. Der Blutdruck sinkt, der Puls ebenfalls. Je nachdem: Wer sich anregende Stimulationen ohne weitere erotische Verwicklungen erhofft, ist eher beim Kuscheln richtig – während eine wohlmoderierte Rauferei offenbar beruhigend und ausgleichend wirkt, wenn man nicht unverhofft ein paar Nackenschläge einstecken muss.

Die Erfahrungen der Teilnehmer sind entsprechend positiv. »Ich bin gerade in der Vor-Trennungsphase von meinem Mann und innerlich so verletzt und verwundet, dass ich mir nicht noch mehr mögliche Enttäuschungen oder ähnlich belastende Gefühle zumuten will«, schreibt beispielsweise

»Ute« an den »Kuschelmeister« und erklärt damit, warum sie keinen Partner, sondern nur unverbindlichen körperlichen Kontakt will. »Schön, dass es Eure Kuschelpartys gibt. Die machen stark, und ich fühle mich einigermaßen sicher vor Beziehungsmüll«, schreibt eine andere Teilnehmerin. Eine weitere Teilnehmerin berichtet davon, dass sie sich nach einer Weile Kuscheln endlich »aufgeweicht« fühle und diesen Zustand auf andere Weise im Alltag nicht erreiche. Sie zehrt ungefähr zwei Wochen von den Erlebnissen beim Anfassen, dann muss sie wieder zu einer Kuschelparty.

In Berlin gibt es allerdings auch Berührungstreffs, bei denen es direkter zur Sache geht. Dazu muss man den Mantel ausziehen, dann Schuhe, Pullover, T-Shirt und Hose. Der Gast muss sich auch seiner Unterwäsche entledigen. Er legt sich nackt auf dem Bauch auf eine Liege, bekommt ein paar Decken, dann beginnt Mika Reich mit ihrer Arbeit. Sie ist eine professionelle »Berührerin«, aber keine Professionelle. 150 Euro nimmt sie für zwei Stunden Berührung, in bar. Hier geht es ebenfalls nicht um medizinische Heilgriffe oder um sexuelle Dienstleistungen, sondern um Streicheleinheiten für die Seele. Wenn die Haut gestreichelt wird, ist das oft eben auch psychischer Balsam für die meisten Menschen.

»Ich hatte am Anfang sofort das Gefühl, ich habe eine Nische besetzt«, sagt Reich im Gespräch mit der *Süddeutschen Zeitung*.[24] »Wellness wollen meine Kunden nicht, und eine Prostituierte wollen sie auch nicht.« Körperkontakt ohne Sex ist offenbar ein großes Bedürfnis in einer Gesellschaft, in der sich die Menschen normalerweise wenig anfassen. »Wie erleuchtet«, sei er nach der Behandlung nach Hause gefahren, sagt ein anderer Kunde. Andere Menschen, die von den Diensten der Berührerin profitieren, bekommen dort das, was sie trotz Partnerschaft und Sex in ihrer Beziehung vermissen. Manche sind auch schlicht in ihrer Kindheit zu wenig berührt worden und holen nach, was ihnen damals vorenthalten wurde.

Warum misslungene Frisuren so schnell verziehen werden

> Solange es Haare gibt, liegen sich Menschen in denselben.
> *Heinz Erhardt*

Manche Frauen müssen oft zum Friseur, sehr oft. Dort lassen sie die Spitzen nachschneiden, ihren Pony nachziehen, die Haare seitlich ausdünnen, Strähnchen machen – oder sie gehen einfach nur hin, um einen »besseren Halt« zu bekommen oder weil sie sich »hinterher besser fühlen«. Manchmal sind die Veränderungen am Haupthaar nahezu unmerklich. Und den Männern entgeht es sowieso erstaunlich häufig, wenn die Holdeste mal wieder im Haarstudio war. »Du hast ja gar nicht gemerkt, dass ich beim Friseur war!« Diesen Vorwurf bekommen Männer regelmäßig zu hören.

Wie sollten sie es denn auch bemerken, muss man die Männer in Schutz nehmen. Der Hauptgrund für den Besuch beim Figaro ist ja für viele Frauen ein anderer, als die Haare um ein paar mickrige Millimeter stutzen zu lassen. »Es ist so schön, sich beim Friseur den Kopf massieren zu lassen«, ist ein ebenso häufig gehörter Satz wie der wohlige Ausspruch anlässlich des Besuchs bei der Kosmetikerin: »Es tut so gut – und ich muss auch mal etwas für mich tun und mich verwöhnen lassen.« Dass es der Frau hinterher bessergeht, das könnte der Mann vielleicht schon merken. Die Veränderung an den Haaren hingegen ist zumeist kaum sichtbar. Es ist ganz einfach: Beim Coiffeur widmen sich zumeist junge Männer ausgiebig dem Körper von Frauen und verschaffen ihnen grandiose Gefühle. Sie beschränken sich dabei aber auf einen ebenso unverfänglichen wie hochsensiblen Teil. Sie waschen den Damen behutsam die Haare, massieren sanft ihre Kopfhaut und schnippeln sorgfältig mit der Schere an ihnen herum. Für alle diese Verrichtungen wird keinerlei erotische Gegenleistung verlangt – und noch dazu führt der Anteil schwuler Friseure dazu, dass die Frauen zusätzlich sicher sein können, dass kein sexuelles Interesse dahintersteckt, wenn ihnen der Mann aufmerksam und behutsam im Gesicht, Nacken und in den Haaren herumfuhrwerkt.

Körperliche Nähe als reiner Genuss, ohne etwas dafür geben zu müssen und ohne sexuell zu werden, das ist beim Friseur möglich. Sogar unter der Gürtellinie kann man sich nahe kommen lassen, ohne einander wirklich nahe zu sein: Bei der Haarentfernung im Intimbereich (»Brasilian Waxing«) oder in der Pofalte ist nicht nur die körperliche Distanz aufgehoben, sondern auch das Schamgefühl wird berührt – und trotzdem besteht in der Regel keinerlei Vertrautheit zu den Mitarbeiterinnen der Waxing-Studios.

Das Gleiche gilt natürlich auch für Tattoos, Brandings oder das Anbringen von Piercings im Intimbereich. Diese Verrichtungen werden als eine manuelle Dienstleistung unter hygienischen Bedingungen verstanden, die Menschen ebenso routiniert über sich ergehen lassen wie den Termin beim Gynäkologen oder Urologen.

Doch zurück zum Friseur: Weil der Hauptgrund für den Besuch eben nicht die Frisur ist, sondern die Seelenmassage, die über die Kopfhaut direkt das Herz erreicht, laufen erstaunlich viele Menschen mit unansehnlichen Frisuren durch die Welt – auch wenn sie direkt vom Friseur kommen. Wie schön für sie, wenn sie beim Coiffeur mit Streicheleinheiten versorgt worden sind. Trotzdem möchte man manchem Kunden mit misslungenem Kopfputz gerne zurufen: »Was macht dein Friseur eigentlich beruflich?«

Unberührt und ohne Gefühl

Viele Menschen haben verlernt, ihre Gefühle zu erkennen und zuzulassen. Sie setzen Emotionen, die ihnen zu nahe kommen und sie zu überwältigen drohen, mit Schwäche gleich. Trauer, Resignation, Niedergeschlagenheit oder Angst haben in ihrer Welt keinen Platz. Sie wollen nicht weinen, wollen nicht zeigen, wenn sie traurig, enttäuscht oder verbittert sind, und untersagen sich diese Gefühle – manchmal bis zum Zusammenbruch. Werden diese Menschen dann beiläufig tröstend von einem Freund, aber auch einem Arzt oder Therapeuten an die Schulter gefasst oder in den Arm genommen, bricht es oft aus ihnen hervor. Sie weinen und wundern sich, woher diese Gefühle plötzlich kommen und was da alles raus will.

Ich spüre gar nichts mehr

> Mit einem kurzen Schweifwedeln kann ein Hund mehr Gefühl ausdrücken als mancher Mensch mit stundenlangem Gerede.
> *Louis Armstrong*

Obwohl wir ständig spüren und fühlen, was sich um uns herum und direkt an der Oberfläche unseres Körpers und den darunter liegenden Schichten abspielt, sind manche Menschen erstaunlich gefühllos. Sie fühlen zwar auch permanent etwas, denn das kann man gar nicht verhindern. Aber sie sind sich dieser Gefühle nicht bewusst. Zur Wahrnehmung gelangen ihnen die Gefühle erst, wenn sie besonders unangenehm sind und stören – oder wenn sich etwas besonders schön anfühlt und sie sich darauf einlassen.

Doch obwohl sie so viel Wohlbehagen auslösen können, sind manchen Menschen das Gespür für gute Berührungen und die damit verbundenen Gefühle verlorengegangen. Und etliche Menschen, besonders alte oder kranke oder schüchterne, werden gar nicht mehr angefasst. In jungen Jahren ist das anders, da ist der Zugang zu Berührungen noch direkt, unmittelbar.

Kinder lieben ja nicht nur deshalb ihre Stofftiere, weil sie treue Begleiter und Beschützer sind, sondern auch, weil sie sich so ungemein gut anfühlen und Kinder das immer wieder erleben möchten. Kinder können zeigen und sagen, wenn sie Nähe brauchen. Die Aufforderung »Will kuscheln« geht schon Zweijährigen problemlos über die Lippen. Und manchmal sind auch gar keine Worte nötig, und man wird von den kleinen Menschen mit einer solchen Intensität und Wucht umarmt, dass man sofort spürt: Das war jetzt aber ganz dringend nötig.

Allerdings vergessen die Menschen auch mit der Zeit, was ihnen alles fehlt, wenn sie nicht die Gefühle erleben, die besonders beglückend und befriedigend sein können. Und nur wenige Zeitgenossen haben ein Vokabular dafür entwickelt, auszudrücken, wie sie sich gerade fühlen und wie sich etwas anfühlt. Auf die standardisierte Reporterfrage an den Fußballer direkt nach dem aufreibenden Match entgegnet der Kicker meistens nur stammelnd: »Wahnsinn«, »Das kann man gar nicht beschreiben« oder »Mir fehlen die Worte«. Doch auch jenen Menschen, die sprachlich mehr Feinschliff als die meisten Fußballer mitbekommen haben, fallen oft nicht die passenden Begriffe ein, um das zu beschreiben, was sich auf ihrer Haut abspielt – und erst recht wissen sie nicht recht zu sagen, was ihnen unter die Haut geht und was sie im doppelten Wortsinne berührt.

Die Scheu davor, angefasst zu werden

Fass mich nicht an!
Ultimative Drohung, dass es gleich Ärger gibt

Berührungen unter erwachsenen Menschen, die nicht eng verwandt sind, gut befreundet oder gar ein Liebespaar, gelten in den meisten modernen Gesellschaften als tabu. Das macht man nicht, das gehört sich nicht. In Europa gibt es so etwas wie ein Nord-Süd-Gefälle der Nähe. Während die Bewohner der Mittelmeerländer viel körperlicher miteinander umgehen und sich dort auch Männer gelegentlich herzlich umarmen, gilt in der Mitte und im Norden eher: Das tut man nicht, man fasst sich nicht einfach so an – auch wenn jeder weiß, wie wohltuend eine Umarmung oder auch nur ein freundlicher Klaps auf die Schulter sein kann.

Die Berührung eines anderen ist in den meisten Fällen eine ungewohnte Grenzüberschreitung, eine Aufhebung der Distanz, die auf viele Menschen nicht nur ungewöhnlich, sondern auch ungebührlich wirkt. Wie irritierend eine Berührung zwischen Fremden in unseren Breiten wirkt, kann man immer wieder gut in Gesprächsrunden im Fernsehen oder auf öffentlichen Podien beobachten. In Diskussionsrunden und Talkshows gibt es schließlich eine bewährte Technik, um den anderen zu unterbrechen und selbst sofort zu Wort zu kommen: Man muss nur einen fremden Gesprächspartner unvermittelt auf den Unterarm oder an die Schulter fassen, während er redet.

Das ist in unserem Kulturkreis eine so überraschend und offenbar geradezu intime Handlung, dass der andere durch die Berührung sofort irritiert ist und kurz verstummt – und man selbst dran ist. Das Perfide daran: Für die Zuschauer wirkt die joviale Geste eines Politikers oder eines anderen geübten Schwätzers, der einen anderen Diskutanten im Gespräch plötzlich freundlich am Arm fasst, auf den ersten Blick freundlich zugewandt und sogar volkstümlich. Nach dem Motto: Der geht aber persönlich und direkt auf seinen Gesprächspartner ein. Derjenige, der angefasst wird, fühlt sich hingegen überrumpelt und ist erst mal still.

Berührung wird von manchen Zeitgenossen allerdings auch unter Hygieneaspekten zunehmend beargwöhnt. Es gibt leicht hysterisch veranlagte Menschen, die ihrem Gegenüber während nasskalter Herbst- und Wintermonate partout nicht die Hand geben wollen, weil sie andere Menschen nur als fiese Keimschleudern und bedrohliches Erregerreservoir betrachten. Um eine Ansteckung zu verhindern, gehen sie jedem Händedruck und erst recht anderen Bekundungen von Nähe aus dem Weg. Dabei kann ein Händedruck so viel über den anderen Menschen aussagen und zeigt beispielsweise schon im ersten Moment an, wie energisch zupackend oder zurückhaltend das Gegenüber ist.

Zugang zu den eigenen Gefühlen finden

> Willst du den Körper heilen, musst du zuerst die Seele heilen.
>
> *Platon*

Der Mann war Ende fünfzig, Chef eines mittelständischen Unternehmens, ein Macher. Er war es gewohnt, dass seinen Anweisungen Folge geleistet wurde und dass alles funktionierte, was er sich vornahm. Vor wenigen Monaten hatten die Ärzte eine fortgeschrittene Krebserkrankung bei ihm festgestellt. Aus heiterem Himmel, völlig unvorbereitet hatte ihn die Diagnose getroffen. Diese Machtlosigkeit war neu und ungewohnt für ihn. Seine plan- und kalkulierbare Welt brach zusammen, mehrere Wochen lang wurde er deshalb nicht nur onkologisch gegen den Krebs, sondern auch in einer psychosomatischen Klinik behandelt. Er hatte bereits die ersten Zyklen der Chemotherapie hinter sich, als er im Gespräch mit der Ärztin sagte: »Das Körperliche läuft ja schon wieder ganz gut, nur die Seele habe ich noch nicht im Griff.«

Die Seele, die Psyche, die Emotionen – das ist wie eine »Black Box« für manche Menschen. Sie wissen, dass da irgendetwas jenseits ihrer rationalen Welt ist, sie spüren es auch irgendwie, doch »in den Griff« bekommen sie ihre Gefühle nicht. Typisch ist auch die Antwort eines Patienten, der während der Behandlung seines Burn-outs vom Arzt gefragt wurde, wie er sich fühle, und nach einer kurzen Pause den Doktor anblaffte: »Wie sollte ich mich denn fühlen?«.

Zwar spüren viele Menschen, wenn sie gestresst und leer sind und irgendwie bedürftig – doch was ihnen in dieser Situation fehlt, was ihnen guttut und welche negativen Gefühle sie gerade haben und welche positiven sie wieder hervorrufen könnten (und sollten!), ist den meisten nicht mehr bewusst. Sie lassen sich von nichts und niemandem mehr berühren und verlieren so den Zugang zu den Tiefen ihres möglichen Erlebens – wie auch zu ihren emotionalen Höhenflügen und anderen Formen des Überschwangs.

Es geschieht immer wieder, dass Patienten plötzlich anfangen zu weinen, wenn sie in einer Körpertherapie angefasst werden. Diese Gefühlsausbrüche nach Berührung können vieles bedeuten: Manchmal spüren die Menschen, dass die Schmerzen oder die Verspannung tatsächlich eine Form von Trauer oder Angst oder Wut sind und dass sie bisher keinen Zugang zu diesen verschütteten Emotionen hatten, was ihnen erst durch die Berührung deutlich wird.

Wenn alles raus will

> Und sehr viele bleiben für immer an dieser Klippe hängen und kleben ihr Leben lang schmerzlich am unwiederbringlich Vergangenen, am Traum vom verlorenen Paradies, der der schlimmste und mörderischste aller Träume ist.
> *Hermann Hesse*

Die 53-Jährige liegt seitlich auf der Liege und versucht, sich zu entspannen. So recht will ihr das aber nicht gelingen. Ständig geht ihr etwas durch den Kopf, und außerdem tut ihr der Rücken weh, was ebenfalls dazu beiträgt, dass sie nicht zur Ruhe kommt. An die letzte Nacht, die sie durchgeschlafen hat, kann sie sich schon nicht mehr erinnern. Ein Tag ohne Beschwerden ist noch länger her. Schon seit Jahren klagt sie über Schmerzen an der Wirbelsäule – nicht nur der

Lendenbereich, sondern auch Schultern und Nacken sind oft verkrampft.
Eine Körpertherapeutin hat sich der Patientin angenommen. Dass sie heilende Hände hat, wäre aus Sicht der Kranken wohl untertrieben. Handfest, aber nicht grob ist sie. Einfühlsam, aber nicht gefühlsduselig. Sie arbeitet an einer Klinik für Psychosomatik und kennt sich aus mit Schmerzen und Verspannungen aller Art. Und sie hat schon viele Menschen weinen sehen. Sie bringt sie manchmal sogar zum Weinen.
Als die Körpertherapeutin die 53-jährige Patientin behandelt, legt sie ihr zunächst nur die Hand auf die Schulter und beruhigt sie. Sie zeigt ihr unmissverständlich, dass hier nichts passieren wird, was gegen ihren Willen ist. Ein geschützter Raum. Dann greift sie der auf der Seite liegenden Patientin von hinten unter den Armen hindurch und fasst mit der Handfläche von vorn gegen die Schulter. Langsam dehnt sie den Oberkörper auf, so als wolle sie die Schultern der Patientin besonders breit erscheinen lassen. Sie öffnet gleichsam ihren Brustkorb und spürt, wie der sich weitet. Ein paar tiefe, ruhige Atemzüge macht sie – dann fängt die Patientin an zu weinen. Nicht aus Schmerzen, sondern vor Erleichterung und Rührung und weil sie das erste Mal seit Jahren wieder fühlt, wie es ist, befreit durchzuatmen.
Seit langem waren der Oberkörper und die Schulterpartien der Patientin verkrampft und verspannt. Sie war nicht mehr in der Lage, frei und tief zu atmen. Nicht seit kurzem, sondern schon seit Jahren. Sie hatte die Schultern nach vorne und innen gedreht, und ihr Oberkörper wirkte dabei immer etwas gekrümmt und gebeugt wie ein Vorhang, hinter dem sie sich versteckte. Der Kopf war geduckt, alles erschien eng und verkrampft.
Sie holte nur noch oberflächlich Luft und ihre Schultermus-

kulatur wies einen viel zu hohen Tonus auf. Beengt und verängstigt fühlte sie sich, und ihre Nackenmuskeln waren sogar schon ein wenig verkürzt. Dass sich die Muskeln, die Kopf und Rumpf miteinander verbinden, bei Angstpatienten mit der Zeit verkürzen, ist ein häufiges Phänomen: Aus Angst ziehen diese Menschen nicht nur im übertragenen Sinne den Kopf ein, sondern buchstäblich! Sie ducken sich weg, und die Angst sitzt ihnen im Nacken.

Die Patientin fühlte nach der Körpertherapie und den heilenden Berührungen seit langem mal wieder, zu welch herrlichen Erfahrungen ihr Körper in der Lage war. Sie hatte längst die Hoffnung aufgegeben, diese noch einmal erleben zu können. Um diesen befreienden Augenblick zu erleben, brauchte es nur eine kurze Berührung von außen, der Rest kam von allein durch die Erinnerung an eigene, vormalige Körperzustände.

Viele Patienten spüren oder ahnen zumindest, wie wohltuend therapeutische Berührungen sein können und was sie im Körper auszulösen vermögen. Sie sind äußerst froh, wenn sie Massagen oder Physiotherapie verschrieben bekommen. »Dann fasst mich endlich mal wieder jemand an«, sagt eine ältere Dame, und das ist ernst gemeint.

Die 53-Jährige übt jetzt in der Psychosomatischen Klinik, sich etwas Gutes zu tun. Das hat sie jahrzehntelang nicht gekonnt, sie hatte nicht mal daran gedacht. Sie wusste gar nicht mehr, wie das geht. Nur schrittweise gelang es ihr am Anfang. Erst nach mehrmaligen Behandlungen ließen sich die Blockaden ein wenig lösen. Nach und nach entlud sich alles. Auch die Rückenschmerzen und vor allem das schreckliche Kopfweh ließen nach und waren nach wenigen Wochen ganz verschwunden.

Ihr ganzes bisheriges Leben lang war diese Patientin eingezwängt gewesen, hatte das Gefühl, den Anforderungen nicht standhalten zu können. Jetzt genoss sie es, sich endlich freier, entspannter und ohne Druck zu bewegen, ohne ständig etwas leisten zu müssen. »Ich hätte nicht gedacht, dass ich solche Gefühle noch einmal erlebe«, sagt sie ungläubig, und dabei stehen ihr noch immer die Tränen in den Augen.

In solchen Situationen zeigt sich, was passieren kann, wenn der Körper seine guten Seiten wiederentdeckt, Verkrampfungen sich lösen, aus Unglück wieder Zufriedenheit wird und die Wut einer neuen Zuversicht weicht. Die Mechanismen, wie gute Gefühle gesund machen oder wenigstens die akuten Beschwerden lindern können, sind manchmal überraschend simpel und zeigen in einigen Fällen erstaunlich schnell ihre Wirkung. Für Berührungen gilt dies besonders. Wer sich in einer anstrengenden Situation befindet und das Gefühl hat, alles sei zu viel, dem helfen manchmal schon ein paar einfache Körperübungen: Sich darauf zu konzentrieren, so entspannt und gelassen wie möglich im Sessel zu sitzen und ein paar Mal tief durchzuatmen, kann dazu führen, dass man sofort spürt, wie verkrampft und zusammengekauert man vorher dagesessen hatte, mit eingeengter Atmung und zusammengedrücktem Bauch.

Die körperliche Lockerung trägt dann dazu bei, dass sich auch gedankliche und emotionale Spannungen lösen. Mittlerweile gibt es etliche Anleitungen für Achtsamkeitsübungen und Entspannungstechniken, mit denen sich über positive Körpererfahrungen auch das seelische Empfinden besser ins Gleichgewicht bringen lässt. Das obige Beispiel ist einfach, aber oft verschafft schon eine kleine körperliche Veränderung etwas Erleichterung. Damit sind zwar nicht gleich alle Probleme aus der Welt geschafft, aber eine erste Linderung stellt sich ein.

Ein Lob der heißen Tasse Tee

> In der Sekunde nun, als dieser mit dem Kuchengeschmack gemischte Schluck Tee meinen Gaumen berührte, zuckte ich zusammen und war wie gebannt durch etwas Ungewöhnliches, das sich in mir vollzog.
> Ein unerhörtes Glücksgefühl, das ganz für sich allein bestand und dessen Grund mir unbekannt blieb, hatte mich durchströmt.
>
> *Marcel Proust*

Es gibt diese leicht despektierliche Bezeichnung vom »Frauen-Tee«. Damit sind meist jene lieblich-floral duftenden Kreationen gemeint, die heutzutage in fair handelnden Geschäften von Menschen in weiten Gewändern angeboten werden. Früher verkauften sie vermutlich ein großes Sortiment an Batikprodukten. Über Geschmack lässt sich bekanntlich streiten, aber unbestritten ist, dass warme Getränke erstaunliche Auswirkungen auf die Stimmung und das Sozialverhalten haben, wie nicht nur Marcel Proust anschaulich zu berichten wusste, als er seinen Romanhelden ein Stück Madeleine in die Tasse Tee tunken ließ.
Vielleicht ist es daher an der Zeit, endlich auch den »Männer-Tee« anzupreisen. Außer in England steht dieses Getränk bei den meisten Herren ja nicht besonders hoch im Kurs. Für den Männer-Tee braucht es nicht mal rauchige Whiskey-Aromen (die es übrigens im gutsortierten Fachhandel längst ebenso gibt wie den Yogi-Tee mit Süßholz »für Männer«) und auch nicht fein geraspelte Sägepalmenextrakte gegen Prostatabeschwerden. Vielmehr kommt es auf die richtige Temperatur an, die nicht nur die Hände, sondern auch die Seele wärmt. Die Dienste, die Wärmflaschen für

Frauen leisten, könnte bei den Männern ein Heißgetränk problemlos erfüllen.
Nichts gegen ein kühles Bier oder einen optimal temperierten Wein in trauter Runde, aber die erstaunlichen Befunde von Forschern aus der jüngsten Zeit, die im Folgenden diskutiert werden, legen den Schluss nahe, dass Männer unbedingt regelmäßig etwas Warmes in der Hand halten sollten.

Diese eisige Kälte um dich herum

> Das Große bleibt frisch, erwärmend, belebend;
> im Kleinlichen fröstelt der Kleinliche bebend.
>
> *Johann Wolfgang von Goethe*

Jeder kennt diese Redewendungen: »Er zeigt mir die kalte Schulter«, »Sie strahlt eine solche Wärme aus«, »Er verbreitet eine eisige Atmosphäre«, »Ich habe ganz warme Gefühle für dich«. Die Sprache verfügt über etliche einprägsame Bilder und Metaphern, die zwar das Verhältnis zu anderen Menschen oder ihre Wirkung charakterisieren sollen, aber eher aus der Thermophysik oder der Meteorologie zu stammen scheinen, als Emotionen auszudrücken. Manche Gefühlsbeschreibungen würden auf den ersten Blick besser in die Wettervorhersage passen als in ein Gespräch über die atmosphärischen Schwankungen einer Beziehung oder über den Eindruck, den man von einem Mitmenschen hat.

Doch wie so oft haben Volksmund und Umgangssprache einen wichtigen Punkt getroffen. Denn wer sich einsam und ausgegrenzt fühlt, wem »die kalte Schulter« gezeigt wird, der hat tatsächlich auch physisch zumeist den Eindruck, dass die Temperatur in seiner Umgebung gesunken ist. Forscher um Chenbo Zhong von der Universität Toronto haben in einer originellen Untersuchung gezeigt, dass soziale Ausgrenzung sich auch im wörtlichen Sinne kalt anfühlt und dass dies auch zutrifft, wenn die real gemessene Temperatur unverändert bleibt.[25]

In einem ersten Experiment wurden freiwillige Probanden dazu gebracht, dass sie sich an Situationen erinnerten, in denen sie die Außenseiter waren oder unvermittelt aus einer Gruppe ausgeschlossen wurden. Im weiteren Verlauf sollten sie die Raumtemperatur einschätzen, ohne dass sie wussten, dass es in dem Versuch darum ging, einen etwaigen Zusammenhang zwischen sozialer Wahrnehmung und Wärmeempfinden zu untersuchen.

Die Teilnehmer, die an persönliche Erfahrungen der Ausgrenzung dachten und sich in diese unangenehme Situation zurückversetzten, schätzten die Temperatur als deutlich geringer ein als jene Mitglieder einer Vergleichsgruppe, die sich daran erinnern sollten, wie sie von einer Gruppe freundlich aufgenommen wurden oder sich im Kreise Gleichgesinnter fühlten.

In einem zweiten Experiment nahmen die Teilnehmer an einem Online-Spiel teil. Dabei wurde die Hälfte von ihnen immer wieder ausgeschlossen und durfte nicht mehr mitspielen. Die Regeln, nach denen diese Ausgrenzung erfolgte, waren allerdings nicht ersichtlich, so dass sich die Probanden noch isolierter und zudem ungerecht behandelt fühlten. Wer auf diese Weise von den anderen separiert wurde, äußerte hinterher ein stärkeres Bedürfnis, ein warmes Getränk oder eine warme Speise zu bekommen. Unter jenen Probanden, die nicht ausgeschlossen wurden, gaben sich hingegen deutlich mehr mit einem kalten Getränk oder einem kleinen Snack zufrieden.

Eine warme Suppe oder eine Tasse Tee tun nicht nur körperlich gut, sondern sie wärmen auch die Seele. Gute Freunde und aufmerksame Partner wissen das und haben ihren Liebsten schon immer solche Wohltaten angeboten, wenn es ihnen nicht gutging. Inzwischen erkennt aber auch die Wissenschaft, dass die Wahrnehmung von Nähe oder Distanz, Zugehörigkeitsgefühl oder Ausgrenzung eben auch einen physischen und sogar einen sinnlichen Aspekt hat. Die Erfahrung von sozialer Isolation scheint eine elementare und umfassende Erfahrung von Kälte zu sein. Seelisch, aber auch ganz real körperlich.

Wenn die Temperatur am Arbeitsplatz sinkt

> Viel Kälte ist unter den Menschen, weil wir nicht wagen,
> uns so herzlich zu geben, wie wir sind.
> *Albert Schweitzer*

Auch im Arbeitsleben wirken sich Berührungen in erstaunlichem Umfang aus: Im beruflichen Umfeld werden Kollegen milder beurteilt, wenn man in einem weichen Sessel oder gar auf einer schmeichelnden Unterlage sitzt als auf einem harten, unbequemen Stuhl. Die haptische Erfahrung spielt eine große Rolle dafür, ob man streng oder großzügig ist: Wer etwas Kaltes, Rauhes, Eckiges hält, ist kurz darauf harscher in seinem Urteil, als wenn er gerade ein warmes Getränk oder einen weichen Gegenstand angefasst hat.

Ausgrenzung und soziale Isolation sind schmerzhaft und

fühlen sich ziemlich bedrohlich an.[26] Gleichzeitig wird die direkte Umgebung als kälter wahrgenommen, und das Bedürfnis nach warmen Getränken steigt, wenn man sich ausgeschlossen fühlt. Doch was empfinden die Betroffenen selbst, welches Temperaturgefühl haben sie von sich selbst in einer als eisig wahrgenommenen Atmosphäre? Sozialpsychologen aus Tilburg und Utrecht in den Niederlanden haben dieses Phänomen genauer untersucht.[27]

Die Wissenschaftler gingen von der Vermutung aus, dass sich für ausgeschlossene Menschen nicht nur die Umgebung kälter anfühlt, sondern sie auch selbst eine niedrigere Körpertemperatur aufweisen, wenn sie isoliert sind oder ausgegrenzt werden. Die metaphorische Umschreibung würde demnach also durchaus auch die Änderungen der Körpertemperatur widerspiegeln.

Während freiwillige Teilnehmer ein Online-Spiel spielten, wurde die Temperatur ihrer Finger gemessen. Bei dem dafür klassischerweise verwendeten Ballspiel werden allen Mitspielern virtuell immer wieder Bälle zugespielt, dann werden sie an andere Mitspieler weitergeleitet – vermeintlich nach dem Zufallsprinzip. Das Spiel lässt sich jedoch von den Versuchsleitern so manipulieren, dass einige Mitspieler nach einer Weile gar keinen Ball mehr zugeworfen bekommen. Sie warten darauf und verstehen nicht, warum sie nicht mehr angespielt werden. Dabei sind sie längst von dem Spiel ausgeschlossen. Wer zu den auf diese Weise isolierten Probanden gehörte, der hatte nach einer Weile messbar kältere Finger als jene Teilnehmer, die weiter mitspielen konnten.

In einem weiteren Versuch wurde einem Teil der ausgegrenzten Teilnehmer anschließend eine warme Tasse Tee gereicht. In der Folge ließen die genervten, negativen Gefühle bei ihnen schneller nach als bei jenen Probanden, die zuerst schon nicht mehr mitspielen und sich dann nicht mal an einem heißen Getränk laben durften.

Wärme empfinden – seelisch und ganz real

> Wärme ist nicht gleich Wärme, wie man früher dachte, nicht einfach nur die Brownsche Bewegung unbeseelter Moleküle, sondern jeder gibt eine Wärme ab, die eine Funktion seiner unverwechselbaren Persönlichkeit ist.
>
> *Harry Mulisch*

Wenn enge Beziehungen zwischen Menschen entstehen, denken die Beteiligten mit Wärme und einem wohligen Gefühl der Zufriedenheit aneinander. Sie erinnern sich an verbindende Gemeinsamkeiten und den gegenseitigen Austausch. Aus diesem Grund vermuten Wissenschaftler, dass die Wärmeregulation des Körpers auf neurobiologischer Ebene ganz ähnlich verläuft wie die »warme« Erfahrung von Zusammengehörigkeit und Zuneigung. Womöglich sind sogar dieselben Nervenbahnen an beiden Mechanismen beteiligt.

Um diese Vermutungen zu untersuchen, haben Forscher aus Kalifornien freiwillige Teilnehmer analysiert, die zunächst entweder sehr warmherzige oder aber neutral formulierte Briefe von Freunden oder Familienangehörigen zu lesen bekamen und währenddessen im Hirnscanner untersucht wurden. In einem weiteren Experiment ging es um physikalische Wärme: Die Probanden hielten entweder einen warmen Beutel oder einen temperaturneutralen Ball in der Hand.

Die soziale und die körperliche Wärme überlappten sich, zumindest was die neuronale Verarbeitung anging.[28] Nachdem sie freundliche Briefe gelesen hatten, fühlten sich die Teilnehmer subjektiv wärmer – und wenn sie einen warmen Gegenstand in der Hand hielten, waren ihnen umgekehrt die Freunde oder ihre Familienmitglieder näher.

Die Untersuchungen der Nervenaktivität im Gehirn bestätigten den Eindruck der Probanden: Im Scanner zeigten sich ähnliche Erregungsmuster in den identischen Hirnregionen, wenn die Teilnehmer Wärmereize bekamen und wenn sie warmherzige Gefühle entwickelten. Besonders die Bereiche im ventralen Striatum der mittleren Inselregion des Gehirns waren dann aktiv.

Dass bei den beiden Empfindungen nicht einfach nur angenehme von unangenehmen Gefühlen unterschieden wurden, zeigte ein weiterer Test: Wurden die Probanden sanft an der Hand berührt, so dass es ihnen gefiel, feuerten die Nervenbahnen des Gehirns in anderen Aktivitätsmustern. Offenbar sind sich die neurologischen Verschaltungen der Empfindungen von physischer wie von sozialer Wärme besonders ähnlich.

Die Fieberkurve der Beziehungen

> Manch einer ist ein großes Licht –
> nur leuchten und wärmen kann er nicht.
> *Anonym*

Die verschiedenen Ebenen der sozialen Nähe und Distanz werden durch Metaphern und Wortspiele rund um das Themenfeld Wärme und Kälte ziemlich treffend ausgedrückt.

Da sich die entsprechenden Empfindungen aber auch in der physiologischen Wahrnehmung der Menschen – und ihrer eigenen Körpertemperatur – widerspiegeln, haben Forscher schon den Begriff »Beziehungsthermometer« vorgeschlagen.[29] Wer die Fülle der Untersuchungen zum Thema verfolgt, wird dies für eine passende Idee halten.

In mehreren Experimenten zeigten niederländische Wissenschaftler, welche positiven Auswirkungen eine wärmere, angenehmere Umgebung haben kann. Für den ersten Versuch sollten die Teilnehmer entweder ein warmes oder ein kaltes Getränk in der Hand halten. In der zweiten Versuchsanordnung mussten sie sich entweder in einer warmen gemütlichen oder einer eher kalten und abweisenden Umgebung aufhalten.

Die Ergebnisse waren überraschend. Die Probanden fühlten sich einander näher und enger verbunden, wenn es um sie herum wärmer war. Zudem konnten sie sowohl konkreter über ihre Bedürfnisse reden als auch genauer ausdrücken, wie sie sich fühlten und was sie den anderen gegenüber empfanden, wenn sie warme Getränke anfassten oder sich im Warmen aufhielten. Insgesamt war ihr Denken und Fühlen deutlich stärker auf ihre Mitmenschen ausgerichtet.

Es gibt offenbar eine erstaunliche Wechselwirkung zwischen der Sprache, der sinnlichen Wahrnehmung und dem Empfinden von sozialer Nähe. Für das Umfeld, in dem wir uns bewegen, heißt das: Die Einrichtung, Gemütlichkeit und Temperatur unserer Arbeitsplätze und Wohnorte wirken sich in erheblichem Maße auf die Art unserer sozialen Beziehungen aus. Sieht man das Stillleben mancher Wohnungen und Büros, wird einem bereits vom Anblick kalt, und man möchte erst gar nicht darin arbeiten oder gar wohnen.

Hart gesessen oder weich gelandet?
Der Einfluss flüchtiger Berührungen

> Nur die nächste Nähe konnte sie beruhigen,
> aber auch völlig beruhigen, und diese Nähe war genug;
> nicht eines Blickes, nicht eines Wortes, keiner Gebärde,
> keiner Berührung bedurfte es, nur des reinen Zusammenseins.
> Dann waren es nicht zwei Menschen, es war nur ein Mensch
> im bewusstlosen vollkommenen Behagen,
> mit sich selbst zufrieden und mit der Welt.
> *Johann Wolfgang von Goethe*

Die Regel ist ganz einfach, und wenn Personalchefs und Bewerber sie berücksichtigen würden, wäre das Arbeitsleben wohl deutlich leichter: Harte Stühle machen hartherzig, weiche milde. Wer unangenehme Aussprachen oder schwierige Verhandlungen mit dem Partner vor sich hat, sollte daher besser darauf achten, dass sein Gegenüber möglichst bequem sitzt. Das beeinflusst den Ausgang des Treffens wahrscheinlich positiv. Auch schmeichelnde Polster, Stoffe und andere angenehm zu berührende Oberflächen stimmen den anderen freundlicher. Zu diesen erstaunlichen Ergebnissen sind Psychologen aus Harvard und Yale gekommen.[30]
Berührungsempfindungen beeinflussen die Stimmung, das Sozialverhalten und alltägliche Entscheidungen. Je angenehmer die Berührungen ausfallen, desto mehr werden Stimmung und Charakter gemildert. Um diesen Zusammenhang genauer zu untersuchen, hatten die Forscher zufällig ausgewählte Passanten in der Nähe ihres Campus gefragt, ob sie an einem ungewöhnlichen Versuch teilnehmen würden.
In verschiedenen Experimenten hielten die Probanden mal schwere, mal leichte Schreibunterlagen, oder sie mussten

ein Puzzle mit rauhen oder glatten Teilen lösen. Zudem berührten sie beiläufig harte oder weiche Gegenstände und saßen auf harten Stühlen oder in weichen, mit Kissen gepolsterten Sesseln. Anschließend mussten sie die Eignung von Bewerbern beurteilen, die Schärfe einer Auseinandersetzung bewerten, den Preis für einen Gebrauchtwagen aushandeln und andere Einschätzungen abgeben.

Trugen die Teilnehmer eine schwere Schreibunterlage, urteilten sie strenger über die Bewerber. Hatten sie rauhe Puzzleteile angefasst, bewerteten sie eine Auseinandersetzung ebenfalls als feindseliger. Und wer auf einem harten Stuhl saß, war weniger kompromissbereit in Verhandlungen.

»Die Prägung unseres Verhaltens erfolgt auch durch die Rückseiten unserer Hosen«, sagt der Yale-Psychologe John Bargh. »Der Gemütszustand und unser Verstand sind sehr eng mit dem Körper verknüpft.«

Taktile Erfahrungen einer schroffen, harten, kalten oder eben weichen, glatten, warmen Oberflächenbeschaffenheit gehören zu den ersten physischen Konzepten, die das frühkindliche Gehirn aufnimmt. Der Tastsinn ist der erste Sinn, der sich entwickelt. Meist sind körperliche Nähe, Zuwendung und Trost mit angenehmen und warmen Berührungen verbunden. Ein Lächeln wird daher als warmherzig empfunden. Die Sinneseindrücke dienen während des Wachstums als Bezugsrahmen für die spätere Zuordnung von Charaktermerkmalen und sozialen Eigenschaften. Das Verständnis der Welt entsteht und formt sich aus den Berührungen, die man erfährt. »Der Tastsinn wird in der Verhaltensforschung vermutlich am meisten unterschätzt«, sagt der Psychologe Christopher Nocera. »Wie wir uns begrüßen, ob per Handschlag oder mit einem Wangenkuss, beeinflusst unbewusst wahrscheinlich auch unser Sozialverhalten.«

Begriffe wie »warmherzig«, »ein harter Tag« oder »gewichtige Entscheidungen« sind deshalb womöglich mehr als nur dahingesagte Metaphern. »Diese physischen Erfahrungen bilden nicht nur die Grundlage für unsere Gedanken und Wahrnehmungen, sondern sie beeinflussen auch, wie wir gegenüber anderen auftreten«, sagt Bargh. »Manchmal ist unser Verhalten nur davon abhängig, ob wir gerade auf einem harten statt auf einem weichen Stuhl sitzen.« Für Paare kann das nur bedeuten, sich möglichst weich und kuschelig einzurichten – und nicht auf harten, unbequemen Designermöbeln mit kantigen, kalten Gegenständen in der Hand eine schwerwiegende Beziehungsdiskussion auszufechten.

Warnsignal: Sie will ständig eine Wärmflasche – oder in die Badewanne

> Die Badewanne prahlte sehr. Sie hielt sich für das Mittelmeer und ihre eine Seitenwand für Helgoländer Küstenland.
>
> *Joachim Ringelnatz*

Männer können ja gar nicht richtig baden. Das ist ihnen meistens zu umständlich, es dauert den meisten Herren auch viel zu lange. Die große Schaumsause mit Kerzenschein, gedämpfter Musik und wohlriechenden Essenzen ist nichts für sie. Für viele Frauen bedeutet das hingegen einen Hochgenuss, wenn sie sich selbst verwöhnen wollen und über genügend Zeit und ausreichend große Durchlauferhitzer verfügen. Argwöhnisch sollte der Partner allerdings werden, wenn sie plötzlich ständig in die warme Wanne will – denn das könnte ein Anzeichen dafür sein, dass sie sich vernachlässigt fühlt und die Beziehung für abgekühlt hält.[31]

Menschen regulieren ihr Bedürfnis nach Nähe, Warmherzigkeit und Geborgenheit selbst, indem sie es sich äußerlich warm und kuschelig machen. Sie sind sich dessen nur selten bewusst, aber in Versuchen mit Freiwilligen zeigte sich, dass Menschen, die sich einsam fühlten, häufiger heiß duschten oder badeten und diese Waschrituale auch genüsslich ausdehnten.

Wer umgekehrt vermehrter Kälte ausgesetzt war und in schlechter geheizten Räumen ausharren musste, fühlte sich oft auch einsamer und hatte eher den Eindruck von sozialer Kälte. Wurden Probanden an eine schmerzhafte Situation erinnert, in der sie abgewiesen und enttäuscht wurden, linderte sich das unangenehme Gefühl, wenn sie sich in einer äußerlich warmen und behaglichen Umgebung befanden.

Als Hinweis auf fehlende Nestwärme oder Geborgenheit verstehen die meisten Menschen es allerdings nicht, wenn ein Partner oder Freund plötzlich häufiger und länger baden will – ebenso wenig als einen Schrei nach Liebe, wenn der andere sich ständig in der Sitzlandschaft einkuschelt und andauernd neue Kissen kauft. Doch immerhin funktioniert diese Form der Selbstregulation im Alltag, so dass fehlende psychische Wärme zumindest im gewissen Grade durch eine äußerliche Wohlfühlatmosphäre ersetzt werden kann. Für die Partnerschaft ist es jedoch wichtiger, sich frühzeitig um den anderen zu kümmern, bevor er Trost in Ohrensesseln und Kissenburgen sucht.

Warum Männer mehr Tee trinken sollten

> Wenn dir kalt ist, wird Tee dich erwärmen,
> Wenn du erhitzt bist, wird er dich abkühlen,
> Wenn du bedrückt bist, wird er dich aufheitern,
> Wenn du erregt bist, wird er dich beruhigen.
>
> *William Ewart Gladstone*

Wahrscheinlich sollten Ärzte wie Laien die Beschreibungen ihrer Mitmenschen viel ernster nehmen. Schließlich haben viele von ihnen eine Entsprechung in der Physiologie des menschlichen Körpers. Wenn das Blut stockt, ist das nicht nur so dahergesagt. Bei Menschen, die ängstlich oder erschrocken sind, ist die Gerinnung tatsächlich eingeschränkt, und ihr Blut wird zähflüssiger. Ähnlich sprechend scheint auch der Begriff »warmherzig« zu sein. Forscher der University of Colorado in Boulder haben jedenfalls gezeigt, dass jemand als freundlicher und offener wahrgenommen wird, wenn er dabei ein warmes Getränk in der Hand hält. Wer einen guten Eindruck machen möchte oder gar ein Herz gewinnen, sollte seinem Gegenüber also lieber einen Kaffee oder Tee anbieten, anstatt ihm ein Eis zu spendieren.

Die positiven Gefühle scheinen in einer Hirnregion verarbeitet zu werden, die Wissenschaftler als Insel bezeichnen und die als Teil des »emotionalen Gehirns« gilt. Dort wird in enger Nachbarschaft sowohl der physikalische Eindruck der Temperatur registriert als auch das Gefühl, jemanden als freundlich und warmherzig zu empfinden und ihm vertrauen zu können.[32]

Sobald Testpersonen aber ein kaltes Getränk in der Hand halten, stufen sie ihr Gegenüber gleich als nicht mehr so positiv ein. »Die doppelte Bedeutung des Wortes ›warm‹ ist wahrscheinlich kein Zufall«, sagt Lawrence Williams, der verschiedene Untersuchungen zum Thema geleitet hat. »Auch wenn wir nicht an die physikalische Wärme denken, wenn wir jemanden als warm beschreiben.«

Um den Zusammenhang zwischen Wärme und Warmherzigkeit zu überprüfen, wählten die Wissenschaftler einen originellen Versuchsaufbau.[33] Sie ließen die freiwilligen Teilnehmer ihrer Studie von einer Mitarbeiterin abholen, die schwer mit Büchern und Papieren beladen war. Dann ging es gemeinsam im Aufzug in den vierten Stock. In einigen Fällen trug die Mitarbeiterin noch zusätzlich ein Getränk bei sich – mal war es ein Kaffee, mal ein Eiskaffee. Zwischendurch bat sie die Probanden, das Getränk kurz für sie zu halten, um ihren Stapel besser tragen zu können.

Im Versuchsraum angekommen, wurden den Teilnehmern verschiedene fiktive Charaktere beschrieben, die sie anschließend beurteilen sollten. Wer zuvor einen warmen Kaffee in der Hand gehalten hatte, wählte in der Beschreibung deutlich häufiger positive Eigenschaften wie »warmherzig« und »freundlich« aus als jene Probanden, die im Aufzug den Eiskaffee tragen mussten.

Dass jemand mit negativer Ausstrahlung als kalt oder gar kaltherzig beschrieben wird, während »warm« und »warmherzig« grundsätzlich als freundliche Attribute gelten, wurde schon 1946 in einem Experiment des Soziologen Solomon Asch gezeigt. Die Probanden wurden seinerzeit in zwei Gruppen eingeteilt und bekamen Listen vorgelegt, in denen verschiedene Eigenschaften von Personen beschrieben wurden. Viele der Beschreibungen waren für beide Gruppen identisch – mit der Ausnahme, dass einer Gruppe zusätzlich die Eigenschaft »kalt«, der anderen Gruppe die Eigenschaft »warm« als Charakteristikum zugeordnet wurde.

Die Versuchsteilnehmer sollten den Charakteren anschließend weitere Merkmale zuschreiben. Wer als warm galt, wurde mit Begriffen wie »glücklich«, »freundlich«, »humorvoll« und »großzügig« charakterisiert. Tauchte hingegen das Wort »kalt« auf, galten die Charaktere in der Beurteilung durch die Testpersonen als rücksichtslos, geizig und missmutig.

Wenn man die vielen erfreulichen Auswirkungen betrachtet, die warme Getränke in der Hand, aber auch weiche, angenehme Oberflächen auslösen können, ist es naheliegend, möglichst vielen Menschen diese guten Gefühle zu ermöglichen. Um wie viel milder, freundlicher und verständnisvoller wären etliche Männer (und auch zahlreiche Frauen) wohl, wenn sie öfter eine Tasse Tee (es kann natürlich auch Kaffee oder ein anderes Warmgetränk sein) halten würden und die physikalische Wärme bald auch zu einer inneren Warmherzigkeit führt?

Natürlich wird aus einem dumpfen Grobian nicht plötzlich ein einfühlsamer Allesversteher, nur weil er einen grünen Tee in die Hand gedrückt bekommt. Aber dass angenehme Berührungen auch dazu beitragen können, aus hartherzigen Dickköpfen angenehmere Zeitgenossen zu machen, ist eine erfreuliche Nachricht. Zudem werden Kränkungen und Zurückweisungen leichter verarbeitet, wenn warme und warmherzige Gefühle entstehen – und sei es mit Hilfe eines Heißgetränks in der Hand.

Tausendmal berührt –
wenn aus Nähe Liebe wird

> Liebe ist die Freude, ein liebenswertes und
> liebendes Wesen zu sehen, zu berühren,
> es mit allen Sinnen und so nahe wie möglich zu fühlen.
>
> *Stendhal*

In Beziehungen kann die richtige Berührung zur rechten Zeit beeindruckende Wirkungen zeitigen: Freunden erscheint der Anstieg während einer Bergwanderung weniger steil, wenn sie einander dabei an der Hand halten. Paare tun ihrem Herz etwas Gutes und senken ihren Blutdruck, wenn sie sich bei der morgendlichen oder abendlichen Begrüßung kurz umarmen. Ob Paare zusammenbleiben und eine erfüllte Beziehung führen, hängt schließlich auch davon ab, wie innig und nah sie sich fühlen und wie intensiv sie sich voneinander – im doppelten Sinne – berühren lassen.

Sucht einer von beiden hingegen plötzlich ständig Schutz und Behaglichkeit in Kissenlandschaften oder der Badewanne, ist das ein Alarmsignal. Es könnte dafür sprechen, dass die Wärme in der Beziehung fehlt und er sich anderweitig Nähe und Berührung zu verschaffen versucht.

Am deutlichsten zeigt sich der Wunsch nach Berührung dann, wenn sich zwei Menschen ineinander verlieben. Zwar spüren sie anfangs eine große geistige Nähe und Seelenverwandtschaft. Aber zugleich ist da dieses Bedürfnis, dem anderen ganz nahe zu sein, seine Haut zu spüren, ihn zu riechen und zu schmecken und zu spüren.

Das Schöne daran sind natürlich die Berührungen selbst – und dass der Körper einen Mechanismus entwickelt hat, mit dessen Hilfe er diesen Zustand eine Weile aufrechterhalten kann. Ein körpereigenes Belohnungssystem sorgt dafür, dass die guten Gefühle der Berührung weiterbestehen.

Ich will dich immerzu anfassen

> *Je näher einem ein Mensch steht,*
> *umso mehr Berührungspunkte ergeben sich.*
> *Gerhard Uhlenbruck*

In Phasen der akuten Verliebtheit kann man nicht voneinander lassen. Man will, nein: man muss sich ständig berühren, immer beieinander sein, den anderen spüren und fühlen. Dieser Zustand des rosarot eingefärbten Glücks wird von Ärzten gerne mit einer vorübergehenden Psychose verglichen, denn er bestimmt den Alltag, die Gedanken, die Gefühle, schlicht: das ganze Verhalten. Kein Wunder, dass sich dieses Hochgefühl auch an diversen inneren Körpervorgängen ablesen lässt, es hinterlässt Spuren im Organismus. Dass die Hormone verrückt spielen, wenn man verliebt ist, kann man durchaus wörtlich verstehen. Einige von ihnen laufen bei Verliebten geradezu zur Höchstform auf.
Dopamin etwa gilt als *das* Belohnungs- und Glückshormon schlechthin. Wer verliebt ist, glücklich und zufrieden, bei dem finden sich vermehrte Aktivitäten dieser Substanz im Gehirn und anderswo im Körper. Die Konzentration dieses hausgemachten Glücksbringers steigt an. Der Rezeptor – das ist die Andockstelle des Hormons im Gehirn – ist zudem aufnahmebereiter, wenn der Mensch zufrieden und glücklich ist. Und der Mensch wird zufriedener und gelassener,

wenn das Dopamin in hohen Konzentrationen seine Synapsen überflutet. Man muss sich diesen Mechanismus als eine Art positiven Teufelskreis (oder sagt man Engelskreis dazu?) vorstellen – und der schaukelt den Körper zu immer schöneren Glücksgefühlen hoch.

Während Dopamin in erster Linie die Stimmung hebt und ein behagliches Gefühl der Zufriedenheit vermittelt, sind andere Substanzen im Körper dafür zuständig, dass der Wunsch nach Berührungen und Körperkontakt überhaupt vorhanden ist und in bestimmten Situationen immer größer wird. So schwingt sich das Hormon Oxytocin zu höchsten Konzentrationen auf, wenn die Liebe zu einem anderen Menschen frisch entbrannt ist und man ihn immerzu anfassen möchte. Es wird bei Zärtlichkeiten und emotionaler Nähe ausgeschüttet und gilt daher als das »Kuschelhormon«. Es ist aktiv beim Austausch von Streicheleinheiten, unterstützt aber auch Verlässlichkeit, Treue und Sicherheit in der Beziehung. Es verheißt deshalb nicht nur körperliche Innigkeit, sondern auch enge seelische Bindungen.

Auch hier gibt es wiederum eine positive Rückkopplung: Erhöhte Oxytocin-Spiegel lassen den unbändigen Wunsch nach Nähe und Zärtlichkeit in uns aufkommen. Fassen wir uns dann an und kuscheln und berühren uns sanft, wird wiederum vermehrt Oxytocin ausgeschüttet. Die Erfüllung des Bedürfnisses trägt also dazu bei, dass es noch stärker vorhanden ist. Auch deshalb kann der häufige Hautkontakt, das Küssen, Streicheln und Liebkosen des anderen regelrecht süchtig machen.

Verrückt nach dir – und deinem Geruch

> Aber du und dein Duft, das ist wie eine Droge für mich …,
> wie meine ganz persönliche Droge.
> *Twilight – Bis(s) zum Morgengrauen*

Sie lacht heute noch laut auf, wenn sie erzählt, wie die beiden sich damals, vor mehr als sieben Jahren, kennengelernt haben: Die israelische Opernsängerin, die in Tel Aviv lebt, sagt: »Ich habe dieses Hemd in unserem Probenraum im Theater vom Stuhl weggenommen, habe daran gerochen, und ich wusste sofort: Diesen Mann, dem das Hemd gehört, den will ich anfassen, den will ich berühren.« Sie sagt auch: »Den will ich haben, mit Haut und Haaren, das habe ich sofort gespürt.«

Sie wusste nicht, wer er ist, wusste nicht, wie er aussieht oder ob sie ähnliche Interessen haben würden. Dass sie trotzdem zueinander passen würden, das hat die Opernsängerin aber sofort gemerkt. Der Geruch, den das Hemd verströmte, war einfach zu überwältigend für sie. Die beiden sind längst ein Paar. Sie sagt, ihre unbändige Lust, ihren Partner anzufassen und ihn zu spüren, sei immer noch so stark wie am Anfang. Er lächelt wissend – und stimmt ihr zu. Schön ist auch, wie beide betonen, dass sie *ansonsten* ziemlich unterschiedlich seien. Ansichten, Interessen, religiöse Verpflichtungen, familiäre Herkunft. In vielen Bereichen scheinen sie nicht nur sehr verschieden, sondern gar nicht füreinander gemacht zu sein. Aber was heißt das schon, wenn sie in diesem besonders wichtigen Bereich wie geschaffen füreinander zu sein scheinen und gar nicht anders können, als sich immer gegenseitig riechen und berühren zu wollen.

Dass Geruch und Anziehung eng zusammenhängen, kann für die Harmonie in Beziehungen gar nicht überschätzt werden. Ein guter Test darauf, ob eine Bindung zwischen Mann und Frau haltbar ist, findet bei jedem Treffen statt und erfolgt unbewusst bereits in den ersten Momenten der Kontaktaufnahme: Wer sich nahekommen und es bleiben will, muss einander riechen können.

Das klingt banal, aber dieser Aspekt des Miteinanders ist im Wortsinne entscheidend, denn wer sich gerne riechen mag, bleibt auch länger zusammen. Evolutionär ist dieses Auswahlkriterium äußerst sinnvoll, denn ein als attraktiv empfundener Geruch weist darauf hin, dass der potenzielle Partner ein deutlich anderes Immunsystem hat. Tun sich zwei Menschen zusammen, die sich gut riechen können, bedeutet dies, dass sich ihre Abwehrsysteme in den gemeinsamen Nachkommen mischen und diese daher widerstandsfähiger gegen diverse Keime wären.[34]

Gegensätze ziehen sich an. Diese Volksweisheit bezieht sich aber nicht nur auf unterschiedliche Charaktere, sondern eben auch auf die physiologischen Eigenheiten der Menschen. Denn die persönliche Duftnote des anderen wird dann als besonders attraktiv empfunden, wenn sie sich von der eigenen deutlich unterscheidet.[35] Man kann sich dann besonders gut riechen, wenn man sich – zumindest aus olfaktorischer Sicht – möglichst fremd ist. Ist der Geruch dem eigenen ähnlich, wird er hingegen als unattraktiv empfunden.

Der Grund für diese Bevorzugung des Fremden ist rein biochemischer Natur: Über die Haut dringen chemische Duftstoffe nach außen, die bei jedem Menschen unterschiedlich sind und die auch als sexuelle Lockstoffe fungieren – natürlich nur, wenn man sich mag. In einigen afrikanischen Stammesgesellschaften beschnuppern sich Männer und Frauen, die sich füreinander interessieren, gegenseitig unter den Achseln und im Schritt des anderen; also an jenen Stellen, an denen besonders viel Schweiß und Duftsekrete abgegeben werden. Gefällt das Odeur, kann man sich näherkommen.

Auch unter den eingeborenen Stammesgesellschaften der Bayern waren Schweißtücher noch in der ersten Hälfte des 20. Jahrhunderts auf ländlichen Festen sehr beliebt. Wenn er während des Schuhplattlers oder beim Volkstanz so richtig erhitzt war, zog der Mann anschließend sein Tuch unter der Achsel entlang und wirbelte es in der Luft herum, damit etwaige Interessentinnen zum Dufttest antanzen und daran schnuppern konnten. Sich erst mal zu »beschnuppern«, bevor man sich aufeinander einlässt, hat daher nicht nur für die Tierwelt Bedeutung, sondern auch beim Menschen.

Bedauerlicherweise können sich der Hormonstatus und damit der Eigengeruch von Männern wie Frauen mit den Jahren erheblich verändern. Warum das so ist, welche Faktoren dazu beitragen, in welche Richtung die Duftnote sich entwickelt, und wie dem eventuell entgegengesteuert werden kann, ist bisher allerdings noch nicht in allen Details bekannt.

Kann sie ihn – oder er sie – nach langen Jahren der Beziehung nicht mehr riechen, ist das jedenfalls ein frühes und deutliches Alarmzeichen. Dann vergeht nicht nur die Lust auf Intimitäten, sondern die Abneigung kann so weit gehen, dass sie zu einer baldigen Trennung führt, auch wenn die Waffen im Zerrüttungskampf noch gar nicht geschärft worden sind.

Sex macht schöne Haut

> Grad und Art der Geschlechtlichkeit eines Menschen reicht bis in den letzten Gipfel seines Geistes hinauf.
> *Friedrich Nietzsche*

> Liebe ist der Austausch zweier Phantasien und die Berührung zweier Hautschichten.
> *Sébastien-Roch Nicolas de Chamfort*

Das Sex schöne Haut machen kann, stimmt zwar einerseits, ist aber natürlich nur die halbe Wahrheit. Doch die Überschrift »Liebevolle Berührungen machen schöne Haut« ist sperriger und liest sich nicht so gut. Denn es ist nicht der Sex allein, der dermatologisch zu empfehlen ist, sondern die Glückszustände und das befriedigende Gefühl, geschätzt und gestreichelt zu werden, schlägt sich positiv im gesamten Organismus nieder – und das zeigt sich natürlich auch und besonders direkt an und auf der Haut.

Kurt Seikowski ist Therapeut für psychosomatische Dermatologie in Leipzig und davon überzeugt, dass die Haut eine Art Liebesorakel ist. Dass körperliche Liebe in erster Linie über die Haut vermittelt wird und Streicheln, in den Arm genommen werden, Geborgenheit und sexuelle Empfindungen ohne Berührungen der Haut schlicht nicht möglich sind, leuchtet sofort ein. Und natürlich entwickeln sich die Gefühle der Beruhigung und Geborgenheit über die Haut vor allem gemeinsam mit jenen Menschen, die man gerne hat.

In einer seiner Untersuchungen hat Seikowski gezeigt, dass der Juckreiz bei Neurodermitis deutlich abnimmt, wenn Kinder mit dieser Hauterkrankung häufiger in den Arm genommen werden. Das gilt zwar auch für Erwachsene, doch wenn sie nicht in einer festen Partnerschaft leben, ist es gerade für ältere Menschen mit Hautleiden schwierig, jemanden zu finden, der sie anfasst. Und manchmal ist die Haut durch chronische Erkrankungen so stark geschädigt, dass es sogar weh tut, berührt zu werden.

Gerade für Menschen mit Neurodermitis trifft dies zu. Ihnen kann bereits die zarteste Berührung, ein kurzes Streicheln oder In-den-Arm-genommen-Werden, extreme Schmerzen bereiten, so dass sie sogar ihre Liebsten abweisen und zurückstoßen. Eine schwierige Situation, denn eigentlich sehnen sich gerade die Hautkranken nach Körperkontakt. Ihre Abwehrreaktion führt dann nicht selten zu Missverständnissen.

Zu der Volksweisheit, dass Sex schöne Haut macht, gibt es nur wenig wissenschaftliche, sondern vor allem anekdotische Berichte. Seikowski erzählt von männlichen Akne-Patienten, die den Eindruck haben, dass ihre Haut bei regelmäßigen Orgasmen besser aussehe und sich besser anfühle, und die umgekehrt denken, dass ohne Orgasmen die Hauterkrankungen deutlich schneller zurückkehren würden. »Der Orgasmus ist wie der Schlaf eine Form der Entspannung, und Entspannung ist gut für die Haut«, sagt Seikowski.[36]

Der Therapeut hat bei seinen Patienten außerdem angeblich die Beobachtung gemacht, dass ein Orgasmus durch Selbstbefriedigung bei Frauen nicht ausreiche, um die Haut zu verschönern. Sie müssten von anderen berührt werden, damit ihre Haut positiv reagiert. Männer scheinen hingegen weniger Berührung von außen zu brauchen. Das Bedürfnis nach körperlicher Zuwendung über die Haut spiele bei Frauen möglicherweise eine größere Rolle, vermutet Seikowski.

Die Intensität der Bindung spielt möglicherweise auch eine Rolle für das Ausmaß und die Prognose von Hauterkrankungen. Je stabiler sich die Partner in ihrer Beziehung fühlten, desto besser erging es auch ihrer Haut – zumindest war das die subjektive Einschätzung der Teilnehmer, die an Neurodermitis oder Psoriasis litten.[37] Wer hingegen der Beziehung zweifelnd gegenüberstand und sich nicht sicher war, ob sie noch lange halte, der hatte nach eigener Einschätzung auch mehr Probleme mit seiner Haut und häufiger unter Ekzemen oder Ausschlägen zu leiden. Offenbar schützt eine stabile Partnerschaft die Hautkranken zumindest zu einem Teil davor, dass sich ihre dermatologischen Leiden verschlimmern.

Jeden Pickel deshalb gleich mit Beziehungsstress oder anderen seelischen Problemen in Verbindung zu bringen führt allerdings auch in die Irre. Es gibt etliche Hautgesunde mit massiven psychischen Schwierigkeiten – und zahlreiche Hautkranke, die eine ausgeglichene und harmonische Beziehung führen.

Sich nahestehen – und beieinanderbleiben

Tausendmal berührt,
tausendmal ist nix passiert.
Heinz Rudolf Kunze

Einmal berührt – für immer verführt
Helene Fischer

Blut ist dicker als Wasser. So lautet zumeist die Erklärung dafür, warum sich Familienangehörige – trotz aller Streitereien – unterstützen und zueinander stehen. Das muss wohl

Liebe sein, heißt es, wenn zwei Menschen sich aneinander binden und nicht mehr ohne den anderen können. Aber was ist es, das die Menschen zusammenbleiben und die Nähe spüren lässt?

An Tieren konnte schon weitaus früher als beim Menschen gezeigt werden, wie prägend das Hormon Oxytocin für enge Bindungen ist. Es verstärkt das Bedürfnis nach Nähe und fördert das entsprechende Sozialverhalten. Präriewühlmäuse haben beispielsweise einen ziemlich hohen Oxytocinspiegel und sind ihren Partnern deshalb ein Leben lang monogam ergeben – sie schätzen die feste Beziehung in der Steppe ungemein, kuscheln und knuddeln miteinander, dass es eine Freude ist.[38]

Gegenteilig verhalten sich hingegen ihre nahen Verwandten, die Bergwühlmäuse, die sich wild durcheinander paaren. Diese promisken Nager haben kaum Kuschelhormone im Blut und brauchen offenbar auch nicht so viel Nähe wie ihre Verwandten aus der Ebene. Sie ziehen als Singles durch die Welt, sind einsame Gesellen und haben mal hier, mal dort eine kurze Beziehung, bis sich die nächste Bergwühlmaus auf sie einlässt.

Wird allerdings das Oxytocin der treusorgenden Präriewühlmäuse im Labor experimentell gehemmt, werden auch diese Nager plötzlich promisk und paaren sich wild durcheinander. Sie sind dann nicht mehr die verlässlichen, treuen und zärtlichen Familientiere, sondern werden unzuverlässig und untreu. Bei Menschen ist das Hormon ebenfalls für elementare Muster des Bindungsverhaltens zuständig. So ist Oxytocin vermehrt aktiv, wenn Mütter ihre Kinder herzen oder Partner einander ewige Liebe schwören und im Liebestaumel sind. Das Hormon hält das Bedürfnis nach Nähe und Körperkontakt aufrecht und unterstützt das Verlangen nach

Berührung. Ist Oxytocin für alle daher eine naheliegende Lösung, wenn auf diese Weise stabile Partnerschaften mit viel Zärtlichkeit garantiert sind?

Im Experiment hat das schon geklappt – erstaunlicherweise sogar beim heiklen Thema Geld. An der Universität Zürich entwickelten Probanden, die in einem Planspiel verschiedene Summen investieren sollten, erheblich mehr Vertrauen in ihre Spielpartner, nachdem sie zuvor Oxytocin in die Nase gesprüht bekommen hatten. Ist der Rezeptor im Gehirn stärker ausgeprägt, legen freiwillige Teilnehmer bereitwillig höhere Summen an.[39] Dieser Zusammenhang zeigte sich sogar, wenn sie die Spielpartner nicht kannten oder allen Grund hatten, ihnen zu misstrauen, weil sie sich zuvor als unfair erwiesen hatten. Die Sehnsucht nach Bindung drückt sich also hormonvermittelt nicht nur körperlich aus, sondern sie ist auch ein Gefühl, das Zuversicht und geistige Nähe verstärkt.

Berührungen gegen den Stress

> So hold me, then feel me.
> I've been waiting for your touch.
> *Blake Lewis*

Das Kuschelhormon Oxytocin scheint nicht nur Nähe zu stiften, sondern der körpereigene Botenstoff hat auch andere positive Eigenschaften. Bei Stress wirkt er beruhigend und stabilisiert die Stimmung, zudem aktiviert er das körpereigene Belohnungssystem. Das heißt, Belastungen werden zwar auch als anstrengend empfunden, aber trotzdem kommt

nicht das Gefühl auf, überfordert zu sein. Menschen, die in ihrem Umfeld als besonders herzlich gelten und andere eher umarmen und ihnen öfter ihre Zuneigung und Wertschätzung zeigen, sind deshalb zumeist auch deutlich widerstandsfähiger gegen Stress.[40]
Originelle Versuche zum Stressempfinden haben gezeigt, wie unterschiedlich die Reaktionen auf Belastungen ausfallen: Bei anstrengenden Denkaufgaben oder nachdem er einen Konflikt beobachten musste, reagiert zwar jeder Mensch mit einer stressinduzierten Belastungsreaktion. Wer herzlich und umgänglich ist, kann jedoch besser damit umgehen. Dieses Verhalten spiegelte sich auch in deutlich höheren Oxytocinspiegeln im Blut wider. War das Hormon während der Belastungstests erhöht, sprach dies dafür, dass der Stress viel leichter abgepuffert und aufgefangen werden konnte und gleichzeitig die Beziehungen zu anderen Menschen als tiefer und dauerhafter erlebt wurden.
Wie viel des Kuschelhormons bei Jugendlichen und Erwachsenen zur Verfügung steht und bei Bedarf aktiviert werden kann, kann man nicht selbst beeinflussen. Die Konzentration des Oxytocins scheint vielmehr hauptsächlich davon abhängig zu sein, wie eng und liebevoll die mütterliche Bindung während der ersten Lebensjahre war.[41] Von der Intensität der frühkindlichen Bindungserfahrung ist es auch abhängig, wie in späteren Jahren Stress verarbeitet werden kann und ob jemand eher aggressiv und feindselig oder gelassen und ausgeglichen reagiert, wenn es mal anstrengend oder konfliktbeladen wird.
Forscher haben das Oxytocinspray naheliegenderweise auch bei Paaren getestet, die miteinander in Streit gerieten.[42] Sie wollten wissen, ob der Umgang der Partner – je nach Hormonspiegel – unterschiedlich ausfällt. Dazu untersuchten sie

Paare mit einem gemeinen Trick: Nach einem bestimmten Muster wurden die Partner zu einem Streit über ihre Beziehung und zu einem Gespräch über typische Probleme angeregt. Ärger war auf diese Weise programmiert. Die Hälfte der Teilnehmer bekam Oxytocin in die Nase gesprüht, die andere Hälfte hingegen ein Scheinmedikament. Die Auseinandersetzung der Paare wurde mit Video aufgenommen. Anschließend werteten die Forscher nicht nur die verbale Kommunikation der Kombattanten aus, sondern auch das nichtverbale Verhalten, das heißt, sie achteten auf Augenkontakt, Gestik, Mimik und Abwehrreaktionen wie inneren Rückzug. Zudem wurde das Stresshormon Kortisol im Speichel bestimmt.

Das Ergebnis war verblüffend: Oxytocin in der Nase verbesserte die Kommunikation und emotionale Nähe der streitenden Paare ganz erheblich, zudem waren die Kortisolwerte der Probanden deutlich niedriger, wenn sie zuvor das Kuschelhormon bekommen hatten. »Oxytocin scheint es nicht nur Tieren, sondern auch Menschen einfacher zu machen, aufeinander zuzugehen und sich zu binden«, sagen die Autoren. »Das Hormon spielt bei engen Beziehungen und dem liebevollen Verhalten von Paaren eine wichtige Rolle.« Und offenbar trägt es sogar dazu bei, dass ein Streit nicht zum offenen Kampf ausartet.

Wenig überraschender Nebenbefund des Versuchs: Die Paare, die mit dem Bindungshormon »gedopt« waren, fassten sich nach dem Ende der Auseinandersetzung auch schneller wieder an der Hand und ließen sich ebenfalls bald zu anderen Berührungen hinreißen.

Die Klappe halten – und massieren

> Von einer Frau kann man alles erfahren,
> wenn man keine Fragen stellt.
> *William Somerset Maugham*

Dass Männer und Frauen unterschiedlich sind, hat sich mittlerweile herumgesprochen. Erstaunlich ist allerdings, wie groß diese Unterschiede zwischen den Geschlechtern auch im Erleben und in der Wahrnehmung von Stress sind. Beispiel Wochenende: Werktage empfinden Männer wie Frauen als ähnlich belastend. Am Wochenende sind die Frauen jedoch zumeist weniger glücklich als ihre Männer. Womöglich liegt das daran, dass sie ihren Partner dann länger zu ertragen haben – und er nicht so gut weiß, was ihr in dieser gemeinsamen Zeit guttut.

Was Männer und Frauen einander antun müssen, um sich das Leben zur Hölle zu machen, wissen die meisten Menschen in Zweierbeziehungen hingegen ziemlich gut. In Partnerschaften erkennen beide schnell, was den anderen zur Weißglut treibt und wie sie das anstellen. Das Wissen darüber, wie man sich etwas Gutes tun und einander stärken kann, ist allerdings weitaus weniger verbreitet. Dabei gibt es ein paar einfache Tricks, die helfen, sich gegenseitig aufzubauen, statt sich niederzumachen und die Beziehung immer weiter zu destabilisieren.

Männer helfen ihren Frauen oder nicht angetrauten Partnerinnen in belastenden Situationen dann am besten, wenn sie ihnen den Nacken massieren und ansonsten schweigen, hat Markus Heinrichs von der Universität Freiburg entdeckt.[43] Sein Team wählte dazu eine originelle Versuchssituation: Die freiwilligen Probanden wussten, dass sie in wenigen

Minuten vor einem unbekannten Publikum frei reden sollten und anschließend von einer Zahl wie beispielsweise 2343 immer wieder 87 subtrahieren sollten. Dabei waren Fehler unvermeidlich, und sollten die Rechnungen dennoch stimmen, stachelten die Studienleiter die Teilnehmer mit Zurufen wie »Schneller, schneller« oder anderen irritierenden Kommentaren an. Sie riefen beispielsweise »Falsch!«, auch wenn die Rechnung richtig war. Diese Form von Psychoterror setzt jeden Menschen unter Stress.

Vor dieser Belastungsprobe wurden die Paare allein in einem Raum gelassen. Unbeobachtet. Dort konnten sie reden, schweigen, spielen und sich bei Bedarf auch an erotisch unverfänglichen Körperstellen berühren. Die Unterschiede zwischen den Geschlechtern waren erstaunlich: Die Stresshormone der Frauen wurden dann am effektivsten gesenkt und ihr Puls, ihre Atmung und der Blutdruck näherten sich am ehesten wieder Normalwerten an, wenn sie ohne weiteren Kommentar von ihrem Partner im Nacken massiert wurden. Kein Wort, keinerlei verbale Seelenmassage war nötig, sondern es ging nur um bloßes Handauflegen. Versuchten die Männer hingegen, die Frauen wortreich zu beruhigen, während diese unter Stress standen, hatte dies kaum positive Auswirkungen auf die körperliche Alarmreaktion. Im Gegenteil, die Frauen fühlten sich sogar stärker belastet.

Für Männer galt hingegen die umgekehrte Regel. Standen sie vor der unangenehmen Aufgabe, wollten sie vor allem mit ihrer Partnerin reden und von ihr Verständnis und Zuspruch signalisiert bekommen: Sie musste ihm dann sagen, dass er die Probe schon meistern werde, und seine üblichen Größenphantasien unterstützen. Das hörte sich manchmal an wie die anspornenden Zurufe der Trainer vor dem Wettkampf eines Sportlers: »Du bist der Beste. Du schaffst es. Du kannst es.«

Fühlten sie sich auf diese Weise unterstützt und gestärkt vor einer schwierigen Aufgabe und zudem ihrer engen Bindung an die Partnerin versichert, reagierten die Männer weit weniger stark auf Stress und erwiesen sich bei den anschließenden psychischen Belastungen als robuster. Sie hatten weniger Angst und wurden auch bei schwierigen Aufgaben nicht so nervös.

Chronische Paare – wo bleibt die Zärtlichkeit?

> Die Berührung ist eine Aufmerksamkeit,
> ohne die ein Mensch seelisch und schließlich körperlich
> auszudörren und zu verwelken droht.
>
> *Wilhelm Schmid*

Wenn es nach einem langen Tag im Büro spät geworden ist, möchte man abends manchmal einfach nur seine Ruhe haben und weder reden noch aufregende Dinge erleben. Man ist müde, und die Stimmung ist vermutlich nicht die allerbeste. Dann fragt der Partner, wie der Tag gewesen ist. Nicht unfreundlich, aber routiniert. Man denkt zurück, ist aber zu erschöpft und lustlos, um noch etwas zu erzählen. Man möchte sich einfach nur in den Sessel setzen und in den Arm genommen werden. Eine einfache Umarmung, ein kurzes Um-die-Schulter-gefasst-Werden – und schon scheint der Ärger des Tages vergessen und ganz weit weg zu sein.

Es ist eine einfache Gewissheit, dass die Berührungen eines geliebten Menschen tröstend, aufbauend und vertrauensvoll wirken. Die Hand des Partners zu halten, umarmt oder von ihm an der Schulter gefasst zu werden, das tut offensichtlich gut. Trotzdem hat die Forschung lange Zeit die Frage vernachlässigt, wie sich schlichte Berührungen auf Beziehungen und Freundschaften auswirken – und welche Folgen sie für Ehepaare haben.

Wissenschaftlich ist ja längst belegt worden, dass körperlicher Kontakt in vielfältiger Weise positiv wirkt. Er aktiviert das Immunsystem und stärkt die Abwehrzellen, er kann – etwa während einer Massage – den Blutdruck senken, för-

dert die Entwicklung von Kindern und beugt psychischen Leiden wie Depressionen vor.[44] Außerdem mildert körperlicher Kontakt die Aggressionen. Bei Paaren lindern freundliche Berührungen die Stressreaktion nach einem Streit und tragen dazu bei, dass Konflikte glimpflicher ablaufen.
Doch offensichtlich ist es ja nicht die Berührung allein, die solche erfreulichen Auswirkungen hat. Sonst könnte auch ein Massageroboter diese Dienste erledigen und damit die Gesundheit festigen und zur Lebensverlängerung beitragen. Es kommt vielmehr auf den Menschen an, von dem man berührt wird – und den man selbst berührt. Und es ist ebenfalls von großer Bedeutung, dass die Beziehung mit dem betreffenden Menschen lebhaft und liebevoll ist. Das ist leider nicht selbstverständlich, auch wenn es sich um Ehepaare handelt.

Streicheleinheiten nicht vergessen

> Nach manchem Gespräch mit einem Menschen
> hat man das Verlangen, einen Hund zu streicheln.
> *Maxim Gorki*

Wenn Paare nach vielen Jahren der Ehe nur noch die Zärtlichkeit von zwei Schleifsteinen füreinander aufbringen, läuft vermutlich irgendetwas in ihrer Beziehung falsch. Zwar gewöhnt man sich mit der Zeit des Zusammenlebens immer mehr aneinander und kennt die Macken des anderen in- und auswendig. Das sollte aber nicht dazu führen, dass Streicheleinheiten gar nicht mehr ausgetauscht werden, sondern nur noch kühle Geschäftigkeit das Miteinander bestimmt.

Wie gut eine liebevolle, warmherzige Berührung tut, haben Psychologen der Universität Utah analysiert. Das Team um Julianne Holt-Lunstad hat 34 relativ junge Paare im Alter zwischen 20 und 39 Jahren untersucht. Die Hälfte von ihnen wurde vier Wochen lang immer wieder dazu angehalten, den Partner zu berühren. Bei der anderen Gruppe wurde hingegen nur ihr Beziehungsverhalten beobachtet. Die Ergebnisse waren erstaunlich deutlich: Wurden typische Stresswerte im Blut und Speichel bestimmt, zeigten die Paare, die sich häufiger berührten, weniger Belastungsreaktionen.[45]

Denn während der vier Wochen stieg in der Berührungsgruppe nicht nur das »Kuschelhormon« Oxytocin stark an. Außerdem war das Stresshormon Kortisol vermindert, und der Blutdruck wies bei den Teilnehmern, die sich häufiger anfassten, geringere Werte auf. Die Blutdrucksenkung war bei den Männern auffälliger als bei den Frauen. Die Herren der Schöpfung sind es, die von aufmunternder Zuneigung und Körperkontakt offenbar besonders profitieren.

Die kleine Zärtlichkeit zwischendurch

> Ehe: die gegenseitige Zärtlichkeit von zwei Schleifsteinen.
> *John Osborne*

Die Art und Weise, wie man nach getaner Arbeit zu Hause empfangen wird, hat erheblichen Einfluss auf das Wohlbefinden und die Gesundheit. Es macht einen großen Unterschied, ob sie ihn herzt und umarmt oder an ihm herummäkelt, wenn er ermattet heimkommt. Auch umgekehrt ist es etwas anderes, wenn er mit einem Strauß Blumen und

einer warmen Mahlzeit auf sie wartet, als wenn er gereizt bemerkt, dass der Abwasch noch nicht erledigt ist.
Was viele stressgeplagte Berufstätige schon lange ahnen, wurde vor einiger Zeit auch endlich wissenschaftlich erhärtet: Kardiologen aus Toronto konnten zeigen, dass eine herzliche oder besser: eine zärtliche Begrüßung durch den Partner den Blutdruck senkt und auch etliche weitere segensreiche Auswirkungen auf die Gesundheit hat.[46] Die Mediziner betonen, dass diese gute Nachricht gleichermaßen für Mann und Frau gilt.
»Die Belastung am Arbeitsplatz hat erheblichen Einfluss auf den Blutdruck«, sagt Sheldon Tobe, der die Studie geleitet hat. Für ihre Untersuchung hatten die Ärzte insgesamt 216 Männer und Frauen ein Jahr lang beobachtet. Zu Beginn wurden bei allen Teilnehmern in einer 24-stündigen Aufzeichnung die Blutdruckschwankungen während eines Arbeitstages ermittelt. Im Jahresverlauf und am Ende der Studie wurde erneut der Blutdruck bestimmt.
Die Testpersonen mussten zudem angeben, in welchen Familienverhältnissen sie lebten und wie sie gegebenenfalls ihren »partnerschaftlichen Zusammenhalt« einschätzten. Zusätzlich wurde der Belastungsgrad während der Arbeit ermittelt. »Wir brauchen zwar eine gewisse Anspannung, um motiviert zu sein«, sagt Charmaine Griffiths von der Britischen Herzstiftung, »aber der Blutdruck steigt unter zu viel Stress an.« Dies kann auf Dauer gefährlich werden und gilt wiederum als Ursache für Herzinfarkt, Schlaganfall und andere Krankheiten.
Am Ende der Studie zeigte sich, dass der Blutdruck bei denjenigen Probanden um 2,5 Punkte gegenüber dem Durchschnitt gesunken war, die während der Arbeit starken Belastungen ausgesetzt waren, aber am Feierabend freundliche

Zuwendung von ihrem Partner bekamen. Obwohl sich der Blutdruck nur wenig verringerte, ist dieses Ergebnis medizinisch von Bedeutung. Denn mit zunehmendem Alter steigt er normalerweise an. Bei denjenigen, die Stress während der Arbeit hatten und von keinem sehnenden Herzen erwartet wurden, pochte das Blut denn auch mit einem um 2,8 Maßeinheiten erhöhten Druck in den Adern.

Natürlich gibt es berechtigte methodische Kritik an der Untersuchung. Aber eine Studie zur Herzlichkeit und zum Kussverhalten unter Partnern kann nun mal schlecht »geblindet« geplant werden, wie es üblicherweise wissenschaftlichen Standards entspricht. Bei geblindeten Studien wissen die Probanden nämlich nicht, ob sie die richtige oder doch nur eine Scheinbehandlung bekommen. Doch die segensreiche Wirkung eines Begrüßungskusses kann man eben nicht als Placebo und über Vergleichsgruppen kontrollieren.

Immerhin haben die Forscher mögliche störende Faktoren wie akute Verliebtheit ausgeschlossen. Denn weiche Knie könnten den Blutdruck schnell in gefährliche Höhen treiben. Deshalb beschränkten sich die Forscher auf Paare, die schon mindestens ein halbes Jahr zusammenlebten. Der Einwand, dass es nicht wünschenswert sei, durch Zärtlichkeit den Blutdruck zu senken, lässt sich auch entkräften: Schließlich waren die untersuchten Paare zwischen 40 und 65 Jahre alt. In dieser Lebensphase geht es nur noch selten um Aufwallungen in den Adern, sondern meistens um: ruhig Blut.

Händchen halten hilft

> Eine Hand wird zusehends schöner, wenn man sie streichelt.
> *Peter Altenberg*

> Ein Kuss ist eine Sache, für die man beide Hände braucht.
> *Mark Twain*

Wie steht es eigentlich um diese beneidenswerten Paare, die permanent Händchen halten, kuscheln und Küsschen austauschen? Die gar nicht voneinander lassen können – auch dann nicht, wenn sie in Gesellschaft sind. Fühlen sie sich etwa so unsicher, dass sie sich andauernd ihrer Bindung und Zuneigung versichern müssen? Halten sie den anderen fest? Oder haben sie den Königsweg der Liebe gefunden und schaffen es auch noch nach vielen Jahren des Zusammenseins, verliebt wie am ersten Tag füreinander zu schwärmen und dies auch aller Welt immer und überall zu zeigen?

Wer einen Partner gefunden hat und lange mit ihm zusammenbleiben möchte, sollte auch den beiläufigen Körperkontakt und die kleine Zärtlichkeit zwischendurch auf keinen Fall vernachlässigen. Damit ist nicht primär der Sex gemeint. Schon Händchenhalten hilft: James Coan von der University of Virginia hat im Hirnscanner genauer erforscht, warum wir uns so gern gegenseitig an der Hand halten – und warum das so unglaublich guttut.

Die Studien mit Hilfe sogenannter funktioneller Kernspinaufnahmen, bei denen die besonders aktiven Hirnregionen bunt aufleuchten, geben zwar in erster Linie Auskunft darüber, dass in bestimmten Zentren gerade besonders viele Nervenzellen und -verbindungen aktiv sind, ohne dass man über die Qualität dieses Austausches Genaueres wüsste. Da sich die Orte höchster Nervenaktivität aber mittlerweile ziemlich gut lokalisieren lassen, sind diese Studien als Hinweise auf mögliche Gefühle und Gedanken dennoch hilfreich.

In zahlreichen Studien hat Coans Team beobachtet, dass Händchenhalten nicht nur das subjektive Bedrohungsgefühl senkt, sondern dass die lindernde und stärkende Wirkung auch an vielen anderen Körperfunktionen abzulesen ist. Die motorische wie die emotionale Anspannung wird durchs Händchenhalten sofort geringer, und auch die Schmerzwahrnehmung sinkt spürbar – das erleichtert und verlängert den Zusammenhalt in der Beziehung.[47] Insgesamt empfinden beide weniger Stress, nach dem Motto: Geteiltes Leid ist halbes Leid.

Dies gilt übrigens nicht nur für Liebespartner, sondern auch für Freunde: Sind gute Bekannte dabei, wird sogar der Anstieg auf einen Berg als weniger steil wahrgenommen. Allein empfinden Menschen einen Hügel hingegen als steiler und den Weg als anstrengender. Je länger und besser man den Freund kennt, desto flacher erscheint der Anstieg sogar. Dass am Berg geschlossene Freundschaften oder gar die Liebe in Seilschaften besonders lange hält, ist bisher aber nur ein Gerücht und konnte von der Wissenschaft noch nicht bestätigt werden. Vielleicht sollten Forscher demnächst das Sozialleben in Berghütten genauer unter die Lupe nehmen.

Dem richtigen Partner die Hand reichen

> Die Hand schwitzt gewissermaßen Leben aus, und überall, wo sie hingelegt wird, lässt sie die Spuren einer Zaubermacht zurück; daher kommt denn auch auf ihre Rechnung die Hälfte aller Wonnen der Liebe.
>
> *Honoré de Balzac*

Vorab eine Durchsage an alle Paare, egal, ob sie verheiratet sind oder nicht: Sie wissen, dass es immer wieder guttut, von seinem Liebsten an der Hand genommen und auf diese Weise bestärkt zu werden. Gut. Ihnen ist es auch nicht nur theoretisch klar, dass Händchenhalten wohltuend wirkt, sondern Sie üben das immer wieder praktisch: Mal werden Sie an der Hand genommen, mal ergreifen Sie die Initiative. Bestens. Aber sind Sie sich auch sicher, dass es der Richtige ist, der Sie da an der Hand nimmt?

Das Ausmaß jener mal beruhigenden, mal aufmunternden, auf jeden Fall aber wohltuenden Wirkung, an der Hand genommen zu werden, ist nämlich stark davon abhängig, wer zugreift. In einer Untersuchung mit verheirateten Frauen, denen ein elektrischer Schmerzreiz drohte, zeigte sich, wie unterschiedlich die Frauen auf die Belastung reagierten. Hielten die freiwilligen (!) Teilnehmerinnen während des Tests die Hand ihres Mannes, verlief ihre Stress- und Schmerzantwort deutlich gedämpfter, als wenn sie die Hand eines anonymen Mitarbeiters des Versuchs hielten oder gar niemanden an der Hand fassten.

Allerdings fielen auch die Reaktionen auf die Ehemänner nicht immer gleich erfreulich aus. Wer seine Beziehung als harmonisch und glücklich einschätzte, der spürte signifikant weniger Schmerzen und zeigte eine geringere Stressreaktion im Vergleich zu jenen Teilnehmerinnen, die zwar die Hand ihres Gatten hielten, aber mit der Partnerschaft nicht besonders zufrieden waren.

Die Welt ist ungerecht: Die mit ihrer Ehe unzufriedenen Frauen haderten nicht nur stärker mit ihrer Partnerschaft, sondern von außen zugeführte Pein tat ihnen auch stärker weh. Vielleicht ist das ein Zeichen dafür, dass es Zeit ist, bald jemand anderem die Hand zu reichen.

Berührung als Ehe-Kitt

> Liebe bedeutet aber vor allem Nähe, Berührung, körperlichen Kontakt.
> *Desmond Morris*

Der Alltag in langjährigen Paarbeziehungen kann ebenso trostlos wie grausam sein. Man lebt nebeneinanderher, beachtet sich kaum noch und ignoriert die Bedürfnisse des anderen. Im Bett läuft schon lange nichts mehr, und Berührungen kommen nur noch zufällig vor, etwa wenn man an der Ecke zwischen Küche und Wohnzimmer versehentlich zusammenstößt. Verdammt noch mal, wo bleibt die Zärtlichkeit, möchte man mit einem alten Filmtitel darauf reagieren. Das Vertrackt-Tragische an solchen Beziehungen ist ja: Insgeheim haben beide Ehepartner durchaus das Bedürfnis, öfter angefasst zu werden. Sie sehnen sich geradezu danach, bekommen es aber nicht hin.

Dabei könnten sich auch »chronische Paare«, die schon länger als zehn Jahre zusammen sind, gegenseitig noch so viel Gutes tun. Liebevolle Berührungen sind gut fürs Herz, die Adern und auch andere Organsysteme. Krankheiten treten seltener auf, und wenn doch jemand erkrankt, verläuft die Genesung schneller, wenn man sich geschätzt und berührt fühlt. Aber nicht nur der Körper, auch die Psyche profitiert offenbar vom regelmäßigen Hautkontakt mit dem Partner.

Psychologen um Anik Debrot von der Universität im schweizerischen Fribourg haben untersucht, welche Gefühle Männer und Frauen gegenüber ihrem Partner hegen und wie sie die Partnerschaft einschätzen – und ob das irgendwie mit dem Ausmaß der gegenseitigen Berührungen zusammenhängen könnte. Nach der Analyse von 102 Partnerschaften zeigte sich, dass jene Männer und Frauen, die öfter berührt wurden und den anderen berührten, sich auch emotional verbundener mit ihrem Partner fühlten.[48] Die gegenseitige Intimität führte – auch wenn sie noch so flüchtig war – zu einer größeren Vertrautheit.

Damit einher ging auch ein besseres Gefühl für die Beziehung, das sich auf beide Partner auswirkte – auf den, von dem die Berührung meistens ausging, wie auch auf den Empfänger der Streicheleinheiten. In einer Erhebung sechs Monate nach der ersten Untersuchung zeigte sich, dass sich die Teilnehmer, die einander regelmäßig berührten, auch nach einem halben Jahr noch besser fühlten und zufriedener mit ihrer Beziehung waren.

Auf den ersten Blick mag dieses Ergebnis nur wenig überraschen. Klar, wer sich mag, der nimmt sich eben auch öfter in den Arm und geht zärtlicher und liebevoller miteinander um. Da sich viele Paare nach Jahren der Ehe und des Zusammenseins aber verlieren und kaum noch beachten, ist es schon erstaunlich, welche stabilisierenden Wirkungen von einem gelegentlichen Streicheln oder einer Umarmung

ausgehen können – und dass die kurze Berührung nebenbei nicht vernachlässigt werden sollte.
Ein solches Verhalten zwischen zwei Menschen kann man allerdings weder verordnen noch erzwingen, aber vielleicht erinnern sich einige Paare auch nach jahrelanger Ehe daran, wie schön und wie einfach es sein kann, sich gelegentlich wieder anzufassen, auch wenn es nur beim Kochen, im Gespräch oder zur morgendlichen Verabschiedung geschieht.

Kontakt aufnehmen – statt sich auf die Zunge beißen

> Gespräch ist gegenseitige distanzierte Berührung.
> *Christian Morgenstern*

> Es ist schwierig, den Frauen recht zu geben, denn mittlerweile haben sie ihre Meinung vielleicht schon geändert.
> *Marcello Mastroianni*

In vielen langjährigen Ehen ist es ja so: Man ist vom anderen latent genervt und ärgert sich über die Marotten des Partners, die man nun schon so lange ertragen muss, ohne dass sich etwas ändert. Um sich nicht ständig zu streiten, haben manche Eheleute eine besondere Strategie gewählt: Sie haben erkannt, dass sie den anderen nicht mehr werden ändern können, und wollen ständige Reibereien vermeiden. Sie sprechen daher ihren Ärger kaum noch an und beißen sich lieber auf die Zunge, statt permanent herumzumäkeln.
Solche Paare sind sich grundsätzlich einig, dass sie sich in etlichen Punkten nicht einig sind – »they agree to disagree«.

Die Partner gehen Auseinandersetzungen und Streit trotzdem konsequent aus dem Weg. Dieses Verhalten muss kein Zeichen der Resignation und inneren Abkehr sein, kann aber bedeuten, dass beide erkannt haben, dass sie mit der bisherigen Form ihrer Auseinandersetzungen nicht weiterkommen, sondern sich nur immer weiter in Sackgassen der Kommunikation verrennen und jeder Streit unbefriedigend endet. Beide erkennen, dass es sich also nicht lohnt, mit dem Partner erneut und auf gleiche Weise den Konflikt zu suchen, denn das wäre die reine Energieverschwendung.

Psychologen aus der Schweiz haben untersucht, wovon es abhängig ist und wie es dazu kommt, dass Menschen ihre Beziehung positiv einschätzen. Dazu wurde bei mehr als 100 Paaren ihr Alltagsverhalten erfasst. Schnell zeigten sich typische Muster des Beziehungslebens. Ein Teil der Menschen schwieg, wenn sie etwas störte, und schluckte den Ärger hinunter – die anderen fassten sich hingegen immer wieder freundlich an. Die erste Gruppe machte also die aufkeimenden negativen Gefühle mit sich selbst aus, die andere zeigte sich zugewandt gegenüber dem Partner. Immer wieder wurde die Stimmung der Paare erfasst und erhoben, wie sie den Zustand der Partnerschaft einschätzten.

Um der Einstellung der Partner zu ihrer Ehe und den Auswirkungen der Berührungen möglichst genau auf die Spur zu kommen, gaben die Forscher den Paaren Tablet-Computer, auf denen sie eine Woche lang viermal pro Tag angaben, was sie taten und wie sie sich fühlten. »Wir waren überrascht, wie oft sich die Partner gegenseitig berührten, ohne dass Erotik oder Sex im Spiel war«, sagt Anik Debrot. In 85 Prozent der erfassten Situationen, in denen das Paar zusammen war, streichelten sie sich kurz, nahmen sich in den Arm oder berührten einander auf andere Weise. Kurz nach den Berührungen stieg regelmäßig auch die Stimmung an, und die Partnerschaft wurde positiver gesehen. »Berührungen tun nicht nur dem Körper gut, sondern auch der Seele«, sagt Debrot.

Das Ergebnis nach einer Woche war eindeutig: Wer seine Gedanken unterdrückte, hatte auch ein deutlich negativeres Bild von der eigenen Partnerschaft.[49] Erstaunlicherweise berichtete auch der Partner von schlechterer Stimmung, obwohl er ja gar nichts von den negativen Einschätzungen seines Gegenübers mitbekam. Fassten sich die Paare hingegen vermehrt an, war auch ihre Stimmung weitaus positiver.

Die negative Stimmung bei jenen, die ihre Gedanken gegenüber dem anderen unterdrückten, ließ sich übrigens ganz einfach aufheben: durch eine freundliche, warmherzige Berührung des Partners. Die Psychologen vermuten, dass sich auf diese Weise ein Weg finden lässt, wie enge Beziehungen die psychische Gesundheit stärken können.

Aufeinander eingehen und Rückmeldung bekommen ist ein wichtiges Merkmal von innigen Liebesbeziehungen, zudem entwickelt sich dadurch immer mehr Nähe. Hatten die Partner das Gefühl, dass sich der andere immer wieder auf sie einließ und sich um Nähe und Verständnis bemühte, wuchs gegenseitig der Eindruck großer Vertrautheit.[50] Wenn sie sich selbst für einfühlsam und verständnisvoll hielten, schätzten sie auch gleich den Partner als rücksichtsvoller ein. Die Schweizer Forscher halten diese Befunde für einen Beleg dafür, wie die Wahrnehmung des eigenen Verhaltens auf die Partnerschaft projiziert wird und dass sich auf diese Weise Nähe und Intimität weiter verfestigen.

Womöglich liegt es ja an den bekannten stressreduzierenden Wirkungen von Berührungen, die nicht nur die Laune heben, sondern auch die Partnerschaft in hellerem Glanz erstrahlen lassen. Die Schweizer Psychologen um Debrot haben allerdings eine andere Vermutung, denn ihre Untersuchung zeigte, dass sich die Teilnehmer ihrem Partner auch geistig näher fühlten, wenn sie ihn berührt hatten oder von ihm berührt wurden. Die Seelenverwandtschaft wuchs also, wenn zuvor Streicheleinheiten ausgetauscht wurden. Sich umarmen ist daher ein einfaches Mittel, um die Stimmung im Alltag aufzuhellen.

Erstaunlicherweise hält diese Wirkung auch über einen längeren Zeitraum an. Die Teilnehmer der Studie, die sich in der Untersuchungsphase am häufigsten berührt hatten, gaben auch sechs Monate später noch an, dass sich ihre psychische Befindlichkeit am deutlichsten gebessert habe.

Wenn Berührungen Beziehungen heilen

> Alle Leidenschaften sind nur verschiedene Grade
> der Wärme und der Kälte des Blutes.
> *Herzog von La Rochefoucauld*

Es ist nicht nur die sprichwörtliche Migräne, die Paare immer wieder davon abhält, sich näherzukommen. Wenn es in der Beziehung nicht mehr richtig funktioniert, häufen sich auch andere Beschwerden. Auch unter sogenannten banalen Krankheiten wie grippalen Infekten mit Schnupfen, Husten, Heiserkeit, aber auch unter Magenverstimmung oder Blasenentzündungen leiden Frauen häufiger, wenn sie das Gefühl haben, dass sie von ihrem Mann kaum beachtet werden.[51] Es hat eine doppelte Bedeutung, wenn jemand »verschnupft« ist. Und die Triefnase wie auch das Gefühl, vernachlässigt zu werden, hängen sogar miteinander zusammen.

In harmonischen Beziehungen werden beide Partner hingegen deutlich seltener krank. Manche Wissenschaftler und Ärzte haben inzwischen erkannt, dass eine von positiven Gefühlen geprägte Verbindung eine ebenso wichtige Arznei sein kann wie ein tatsächliches Medikament. In einer Untersuchung aus den 1970er Jahren wurden Männer gefragt: »Zeigt Ihnen Ihre Frau, dass sie Sie liebt?«[52] Schon damals zeigte sich, dass von den Männern, die auf diese Frage erfreut mit »Ja« antworten konnten, nur halb so viele Herzbeschwerden und Infarkte im Vergleich zu jenen hatten, die bedauerlicherweise nicht das Gefühl hatten, dass ihre Frau sie liebe. Auch wenn sie erhöhte Cholesterinwerte, Bluthochdruck, Bewegungsmangel, Übergewicht und andere typische Risikofaktoren für Herzinfarkt und Schlaganfall aufwiesen, schienen die Männer allein durch das Gefühl, geliebt zu werden, stärker geschützt zu sein.

Ein ähnlicher Zusammenhang ließ sich auch beim Zwölffingerdarmgeschwür zeigen. Forscher aus Cleveland untersuchten mehr als 8000 Männer und legten besonderes Augenmerk auf jene, die dem Satz zustimmen konnten: »Meine Frau liebt mich nicht.«[53] Wer nicht von seiner Gattin geliebt wurde, entwickelte deutlich häufiger die lästigen Geschwüre im Bauchraum. Die Forscher berechneten sogar, dass ein Mann, der von seiner Frau geliebt wird, aber raucht, einen erhöhten Blutdruck und viel Stress hat, ein geringeres Risiko für Zwölffingerdarmgeschwüre aufweist als jener, der zwar frei von den klassischen Risikofaktoren ist, dafür aber das Gefühl hat, dass er seiner Frau weitgehend gleichgültig sei oder sogar von ihr gehasst oder verachtet werde.

Psychologen der Columbia University in New York haben

kürzlich untersucht, wie sich das Ausmaß der körperlichen Nähe auf die Häufigkeit der Beschwerden im Alltag von Ehepaaren auswirkte. Dabei zeigte sich, dass Intimität und Berührungen die Leiden wie auch das subjektive Leidensgefühl stark reduzierten.[54] Die Wissenschaftler wollten dabei genauer wissen, ob sich die Beschwerden lindern ließen oder stärker wurden, wenn zuvor vermehrt oder weniger Körperkontakt stattfand.

Insgesamt 164 Freiwillige nahmen an der Versuchsreihe teil. Über einen Zeitraum von 33 Tagen gaben die 82 Paare an, wie oft sie sich berührten und ob sie körperliche Beschwerden hatten. Der Zusammenhang zeigte sich ziemlich deutlich: Wer mehr Nähe erfuhr, der hatte während der nachfolgenden Tage auch seltener und weniger Beschwerden. Dieser wenn nicht heilende, dann zumindest lindernde Effekt hielt sogar über mehrere Tage an. Umgekehrt war der Zusammenhang nicht ganz so ausgeprägt: Wer weniger Streicheleinheiten bekam, bei dem meldeten sich nicht sofort in den kommenden 33 Tagen die Symptome.

Allerdings dauerte die Studie auch nur eine recht kurze Zeit. Und da die negativen Folgen für die Gesundheit bei mangelnder Nähe bekannt sind, muss man nicht erst warten, bis sich nach Wochen, Monaten oder Jahren der Ignoranz die Beschwerden einstellen.

Die Berührung und der Sex

> Liebe lebt von der zarten Berührung. Und Liebe macht blind.
> Deswegen ist in der Liebe der Tastsinn so wichtig.
>
> *Anonym*

Wenn es in der Forschung um Sex und glückliche Beziehungen geht, wird fast immer untersucht, wie zufrieden der oder die Einzelne ist. Paare stehen seltener im Mittelpunkt des Interesses. Auch aus diesem Grund haben Wissenschaftler vom Kinsey-Forschungsinstitut in Bloomington, Indiana, in einer großen internationalen Studie geschaut, wie zufrieden Paare mittleren Alters mit ihrer Beziehung und ihrem Sexleben waren.[55] In den fünf Ländern Deutschland, Brasilien, Japan, Spanien und den USA fanden sie jeweils 200 Paare im Alter zwischen 40 und 70 Jahren, die im Mittel bereits 25 Jahre zusammen waren, also schon erhebliche Erfahrung miteinander besaßen.

Bei den insgesamt 1009 Paaren zeigte sich, dass die Männer besonders mit ihrer Beziehung zufrieden waren, wenn sie gesund waren, häufiger Sex hatten und ihren Frauen auch sonst öfter nahekamen. Auch wenn über Frauen häufig gesagt wird, dass ihnen der Sex in chronischen Beziehungen nicht mehr so wichtig sei, zeigte sich zumindest in dieser Untersuchung, dass ihre Zufriedenheit mit der Beziehung vor allem davon abhängig war, dass es bei ihnen sexuell gut lief und sie keine Beschwerden hatten.

Männern wie Frauen war es für die sexuelle Zufriedenheit in der Beziehung wichtig, dass sie viele Zärtlichkeiten austauschten und sich auch sonst oft nahe waren – und nicht nur zum schnellen Sex. Den Männern war es wichtiger als den Frauen, häufiger Sex zu haben, die Frauen freuten sich über eine »funktionierende« Sexualität, das heißt keine Schmerzen oder Symptome, wie sie besonders in oder nach den Wechseljahren vorkommen.

Mit zunehmender Beziehungsdauer waren die Männer mit der Beziehung wie mit dem Sex zufriedener – Frauen, die bereits zwischen 20 und 40 Jahren mit ihren Männern zusammenlebten, berichteten hingegen kaum von glücklichen Beziehungen. Bei den Frauen stieg aber mit zunehmender Beziehungsdauer die Zufriedenheit mit dem Sex an. Waren sie länger mit einem Mann zusammen, erlebten sie die Intimitäten als befriedigender.

Zärtliche Worte finden

> Ich habe niemals ein Kaninchen so sehr geliebt wie dich.
> *Falsches Spiel mit Roger Rabbit*

Auch wenn es sich offenbar ausschließt, dass Paare seit Jahren oder Jahrzehnten zusammen sind und noch aufregenden Sex haben, gibt es ein paar Empfehlungen aus der paartherapeutischen Apotheke, die das Liebesleben spannender gestalten helfen. Wenig hilfreich und unbedingt zu vermeiden sind abschätzige Bemerkungen über den anderen. Dabei ist es egal, ob es um den Fahrstil, die Kleidung oder das Verhalten des Partners geht.

Wer permanent von einer Eigenheit des anderen genervt ist, sollte eher nach den tieferen Ursachen fahnden und sich um Abhilfe bemühen – sonst droht dem Paar das Schicksal, das Kurt Tucholsky in einem seiner Aphorismen skizziert hat: »Sie ließ sich beizeiten von ihm scheiden, weil er Witze um die entscheidende Nuance zu langsam erzählte.«

Zärtliche Bemerkungen können ähnlich wohltuend sein wie zärtliche Berührungen. Und ein schroffer Umgang kann geradezu weh tun. Unbedingt zu vermeiden sind deshalb negative Bemerkungen über das Sexualverhalten und die diesbezüglichen Qualitäten des Partners. Das heißt nicht, dass man sich alles gefallen lassen und alles mitmachen sollte. Aber besser ist es, freundliche oder aufmunternde Worte über den Partner und die Beziehung zu finden. Witze oder anzügliche Bemerkungen über die Größe, das Aussehen oder den Aggregatzustand der Geschlechtsorgane oder anderer Körperteile des Partners sind hingegen nicht zu empfehlen. Selbst wenn man sich gut kennt, sind dies äußerst heikle Anspielungen, die das Vertrauen und das Zusammengehörigkeitsgefühl untergraben und als verletzend empfunden werden können, obwohl sie vielleicht heiter gemeint sind. Stattdessen kränken sie dauerhaft.

Man muss seinem Partner auch nicht in allen Details von seinen sexuellen Phantasien berichten. Sexualwissenschaftler empfehlen, von den Phantasien einer dritten Person zu sprechen, um vorsichtig mit dem Thema zu beginnen. Das heißt aber nicht, dass man einander nicht sagen sollte, was einem gefällt und was nicht. Der andere kann ja nicht ahnen, was man mag und was nicht. Und nichts sollte unter Zwang geschehen: Dass alles darf, aber nichts muss, sollte sich mittlerweile herumgesprochen haben.

Wenn das Miteinander als befriedigend und erfüllend erlebt wird, gilt eine wichtige intime Umgangsregel: Auch wer höflich und freundlich ist, sollte sich auf keinen Fall beim Partner für die erlebte Zärtlichkeit bedanken. Dass es schön war und gefallen hat, kann man auch auf andere

Weise verständlich machen – Sex ist ja keine soziale Dienstleistung.

Bloß kein Ekel vor dem anderen

> Lass mich dein Badewasser schlürfen,
> einmal dich abfrottieren dürfen.
> *Die Vielharmoniker*

Sigmund Freud hat das paradoxe Verhalten von Frischverliebten treffend auf den Punkt gebracht: Ein Mann, der eine Frau leidenschaftlich auf den Mund küsst, wird sich wenig später womöglich davor ekeln, ihre Zahnbürste zu benutzen. Sexuelle Begierde wie auch Ekel sind zwar Empfindungen, die beide zu den Grundeigenschaften des Menschen gehören, doch sie können sich auch gegenseitig im Weg stehen. Wer mit einem anderen Menschen intim werden will, der muss naturgemäß gewisse Ekelschwellen überwinden. Denn Sex ist nun mal nicht sauber, sondern unordentlich, feucht und dreckig und ohne den Austausch von Körperflüssigkeiten schwer vorstellbar.

Sind Frauen sexuell erregt, steigt passenderweise ihre Ekelschwelle an, das heißt, sie können mehr Dinge ohne Abscheu ertragen und anfassen, die sie ansonsten unangenehm finden würden.[56] Das fanden Wissenschaftler der Universität Groningen mit Hilfe einer sehr originellen Versuchsanordnung heraus. Sie ließen 90 Freiwillige verschiedene Filme anschauen. Je 35 Minuten lang sahen die Probandinnen entweder einen frauenfreundlichen Erotikfilm oder einen Sportfilm über Bergsteiger oder Fallschirmspringer, der das Adrenalin im Blut steigen ließ, aber sexuell nicht besonders ansprechend war. Die dritte Gruppe sah einen neutralen Film von einer langweiligen Zugfahrt mit Landschaftsaufnahmen. Anschließend mussten die Probandinnen angeben, wie sehr sie die Filme allgemein aufgeregt und sexuell erregt hatten.

Dann erhielten sie verschiedene Aufgaben, beispielsweise sollten sie aus einer Tasse trinken, in der ein Insekt schwamm, und sich die Hände mit einem offensichtlich stark verschmutzten Tuch abtrocknen. Was sie nicht wussten: Das Insekt bestand aus Plastik und das Handtuch war zuvor mit Tinte so hergerichtet worden, dass es nur äußerst dreckig aussah. Eine andere Aufgabe bestand darin, einen Vibrator mit Gleitmittel zu befeuchten. Die Frauen konnten sich den Aufgaben auch verweigern.

Jene Teilnehmerinnen, die durch den Erotikfilm zuvor sexuell erregt worden waren, zeigten weitaus weniger Ekel vor den sexuell wie den nicht sexuell konnotierten Verhaltensaufgaben als jene, die durch das Sportvideo mit Adrenalin aufgeputscht waren oder die nur den langweiligen Film mit dem Zug in der Landschaft gesehen haben. »Sexuelle Erregung senkt das natürliche Ekelempfinden«, so die Schlussfolgerung der Autoren.

»Im Allgemeinen werden die mit Sex verbundenen Reize als hochgradig abstoßend wahrgenommen«, sagt die Psychologin Charmaine Borg von der Universität Groningen, die Leiterin der Studie. »Speichel, Schweiß, Samenflüssigkeit und Körpergeruch gehören zu den stärksten Auslösern von Ekel. Dies führt zu der faszinierenden Frage, wie man es überhaupt schafft, Spaß am Sex zu haben.« Denn es gehört nun mal zu einer erfüllten Sexualität, Körpersekrete auszutauschen und sich anzufassen, zu küssen und zu streicheln, gerade wenn es glibberig, schleimig und feucht ist. Offensichtlich schwächt sexuelle Erregung die Hemmungen so stark ab, dass es irgendwann kein Problem mehr ist, sich den ansonsten abstoßenden Reizen trotzdem hinzugeben.

Wenn eine Frau in einer langjährigen Beziehung nicht nur keine Lust mehr auf ihren Partner empfindet, sondern sich sogar vor ihm ekelt und Abscheu empfindet, ihn anzufassen, steht es hingegen schlecht um die Beziehung. Bei Männern zeigt sich eine ähnliche Reaktion auf Ekel.[57] Waren sie sexuell erregt, sanken ihre Hemmungen ebenfalls und es machte ihnen weniger aus, gebrauchte Kondome zu berühren oder in einen Topf mit kalter Erbswurstsuppe zu fassen.

Heilende Berührungen

> Heilung bedeutet, dass der Mensch erfährt, was ihn trägt,
> wenn alles andere aufhört, ihn zu tragen.
>
> *Wolfram von Eschenbach*

In der Medizin sind die segensreichen Auswirkungen von Berührungen lange Zeit unterschätzt worden. Es gab sogar eine Phase in der Heilkunde, in der Körperkontakte von Ärzten wie von Pflegekräften streng vermieden oder auf das Minimum beschränkt wurden. Das wurde oftmals von der Krankenhausleitung angeordnet, denn Berührungen galten nur als eine potenzielle Infektionsquelle, als Ansteckungsgefahr.

Doch mittlerweile gibt es etliche Untersuchungen, die zeigen, welche positiven und heilsamen Folgen es haben kann, auf angenehme Weise angefasst zu werden. Frühgeborene Zwillinge entwickeln sich beispielsweise besser und ihre Organe reifen schneller, wenn sie sich im Brutkasten auf der Frühchenstation anfassen und umarmen können. Der Heilungsverlauf nach Verletzungen und die Genesung nach Krankheiten werden beschleunigt, wenn die Patienten berührt werden und sich berührt fühlen.

Wer Menschen massiert oder physiotherapeutisch behandelt, erfährt in seiner tagtäglichen Arbeit, wie hilfreich und heilend Berührungen sein können. Massage und Physiotherapie – um nur die bekanntesten zu nennen – entspannen, entkrampfen oder tragen dazu bei, geschwächte oder malade Muskeln, Bänder und Sehnen zu kräftigen.

Während diese Körpertherapien darauf abzielen, Organfunktionen zu stärken oder wiederherzustellen, hat sich in jüngster Zeit aber auch gezeigt, wie sehr zugewandte, freundliche und aufmunternde Berührungen gleichsam nebenbei den Heilungsverlauf unterstützen und beschleunigen können, auch wenn sie nicht Teil einer spezifischen Behandlung sind. Manchmal sind Berührungen auch der Schlüssel dazu, Menschen den lange verschlossenen Zugang zu ihren Gefühlen zu ermöglichen. Dann zeigt sich, welche verschütteten Welten sich wieder eröffnen können. Ein wesentliches Hilfsmittel dazu ist der einfühlsame und behutsame Hautkontakt durch einen Therapeuten, der nicht die Spur übergriffig oder aufdringlich sein darf. Manche Menschen brechen spontan in Tränen aus, wenn sie auf diese Weise angefasst werden.

Denn was uns innerlich berührt, wird häufig erst durch äußere Berührungen ausgelöst. In der Medizin sind Körperübungen und Körpertherapien für verspannte, verbitterte und traumatisierte Patienten deshalb ein wesentlicher therapeutischer Schlüssel für diese Erfahrungen – aber jeder einfühlsame Mensch, der medizinisch tätig ist, kennt auch die heilsame Wucht, die eine innige Umarmung, die stärkende Hand auf der Schulter oder das Halten der Hand haben kann. Das hat nichts mit Esoterik zu tun, vielmehr ist längst wissenschaftlich bewiesen, welche segensreichen Wirkungen die richtige Berührung zur rechten Zeit hat, wie sie Nähe schafft und damit dazu führt, dass Körper und Seele als Einheit und nicht als getrennte Parallelwelten wahrgenommen werden, deren Bahnen sich nur selten berühren.

Wohltuende Streicheleinheiten

> Die Lippen einer Frau haben schon viele Krankheiten geheilt.
>
> Anonym, aus Frankreich

Was tut sich eigentlich bei zärtlichem Kontakt im Organismus, und wie wirken sich liebevolle Berührungen auf das körperliche Wohlbefinden aus? Wissenschaftler aus Japan haben diese Frage genauer untersucht. Dazu überließen sie es Paaren, die sich freiwillig zu der Studie bereit erklärt hatten, sich zu küssen, zu umarmen und zärtlich miteinander zu sein. Anschließend wurden sie nach ihrem subjektiven Befinden gefragt, und die Forscher bestimmten zusätzlich diverse Eiweißstoffe im Blut der Probanden.[58]

Dass die Teilnehmer nach dem Küssen und Streicheln zufriedener waren, gelassener und entspannter, überraschte die Wissenschaftler kaum. Gleichzeitig waren mit den Streicheleinheiten aber auch verschiedene Proteine im Blut angestiegen, darunter Albumin und Beta-2-Mikroglobulin. Das sind schützende und das Abwehrsystem stärkende Substanzen. Fühlten sich die Paare hingegen unsicher und irritiert, sanken die Konzentrationen dieser Eiweißstoffe. Die Forscher schließen daraus, dass Küssen und Zärtlichkeit den Körper stärken, die Abwehr robuster machen und damit insgesamt die Gesundheit fördern, während gleichzeitig Stress abgebaut und besser verarbeitet wird.

Wissenschaftler aus Zürich haben diese Ergebnisse in einer weiteren Untersuchung bestätigt. Die Schweizer Psychologen und Psychiater beobachteten, dass Küsse und andere Zärtlichkeiten zwischen Ehepartnern die biologischen Spuren von berufsbedingtem Stress im Körper mindern halfen.[59] Dazu wurden Paare untersucht, bei denen beide Partner berufstätig waren. Die Partner berichteten, wie viel Zeit sie mit Küssen und Zärtlichkeiten verbrachten, wie sie ihr Gefühlsleben einschätzten, aber auch, wie es ihnen bei der Arbeit erging und wie es ihnen gelang, ihre Mehrfachbelastung in Beruf, Familie und Partnerschaft zu bewältigen. Zusätzlich wurde bei den Teilnehmern eine Woche lang im Abstand von drei Stunden die Konzentration des Stresshormons Kortisol im Speichel bestimmt. Kortisol gilt mehr noch als Adrenalin als wichtigster Indikator für die Stressbelastung.

Wenn die Partner sich häufig küssten und regelmäßig Zärtlichkeiten austauschten, waren ihre Kortisolkonzentrationen im Speichel verringert. Dies galt auch für die Paare, die über Probleme und große Unzufriedenheit im Beruf klagten. »Offenbar puffert der Austausch von Intimitäten die Kortisolerhöhung ab, zu der es durch Stress bei der Arbeit kommen kann«, schreiben die Autoren. »Eine glückliche Partnerschaft ist gesund und daher wohl der beste Schutz vor den negativen Auswirkungen von Stress.«

In einer anderen Untersuchung haben die Schweizer Forscher getestet, wie sich der Umgang der Paare akut auf das Stresserleben und die Stressantwort des Körpers auswirkte.[60] Dazu wurden Frauen im Alter zwischen 20 und 37 Jahren, die schon mindestens zwölf Monate mit ihrem Partner zusammenlebten, in drei Gruppen eingeteilt. Die einen sahen ihren Partner vor einem Stresstest überhaupt nicht. Die anderen wurden direkt vor dem Test verbal von ihm unterstützt, das heißt, sie konnten sich aufmunternd mit ihm unterhalten. Die dritte Gruppe schließlich hatte etwa zehn Minuten Körperkontakt – allerdings nur in Form einer zärtlichen Massage an Hals und Schultern. Dann kam der Belastungstest.

Wer zuvor ein paar Minuten vom Partner berührt worden war, der hatte in der Stressphase deutlich weniger Kortisol im Speichel. Auch der Herzschlag stieg bei jenen Frauen nicht so stark an. Die rein verbale Unterstützung führte hingegen nicht dazu, dass der Stress vom Körper besser abgefangen wurde – Alarmmoleküle im Blut und der Pulsschlag waren bei den betreffenden Probandinnen genauso erhöht wie bei den Frauen, die ihren Partner zuvor gar nicht gesehen, berührt oder gesprochen hatten. Reden allein hilft also auch nicht immer. Manchmal muss man sich einfach nur ganz fest in den Arm nehmen und küssen – allein schon aus gesundheitlichen Gründen.

Wie der Arzt einen anfasst

> Wie gut ein Arzt ist, zeigt sich für mich darin,
> wie der Doktor mich anfasst, wie er untersucht und zupackt.
> *Klaus R., Arzt*

»Er fasst mich so gut an«, sagte die 78-jährige Dame über ihren Arzt – und ein viel schöneres Kompliment kann ein Patient seinem Doktor wohl kaum machen. Die ältere Frau war gestürzt und hatte sich den Unterarm gebrochen. Der Chirurg Bernd Hontschik hatte sie versorgt und die Knochen mit zwei Schrauben fixiert. Jetzt war die Dame zum zweiten Mal in seiner Frankfurter Praxis, um sich das Metall wieder entfernen zu lassen.

Für den guten Arzt ist die körperliche Untersuchung des Patienten eines der wichtigsten Hilfsmittel überhaupt. Um herauszufinden, was dem Kranken fehlt, fasst der Doktor den Patienten an, fühlt den Puls, betastet den Bauch, klopft den Brustkorb ab. Er horcht in den Kranken hinein und kann aus der Härte des Darms oder des Leberrandes bereits wertvolle Erkenntnisse gewinnen. Erfahrene Mediziner sind deshalb der Überzeugung, dass sie 90 Prozent aller Diagnosen stellen können, ohne ein einziges technisches Hilfsmittel zu benutzen. Allein die ausführliche Krankenbefragung (Anamnese) und ebendie gründliche Untersuchung mit den eigenen Händen verraten so viel über den Patienten, dass sie die Erklärung für die Beschwerden gleichsam von allein bieten. Für viele Patienten ist es wiederum ein wichtiges Kriterium für die Qualität des Doktors, wie er sie anfasst. Der richtige Druck – nicht zu zögerlich und unsicher, aber eben auch nicht zu grob – ist dabei ebenso wichtig wie das Gefühl, dass der Arzt schon weiß, was er zu welchem Zwecke tut und wie er wo hinlangen muss. Und tut eine Stelle weh, muss der Arzt zuverlässig den Schmerz hervorrufen und lokalisieren können. Er sollte den Patienten aber auch nicht so sehr malträtieren, dass er aufheult und jede weitere Berührung des Doktors fürchtet.

Bernd Hontschik lacht, als er von dem Kompliment seiner Patientin hört. Und dann sagt er etwas Überraschendes. »Dabei habe ich sie gar nicht berührt!«, sagt er amüsiert. Und trotzdem weiß er, warum die ältere Dame sich »so gut angefasst« fühlte: Als sie nach dem Unfall in seine Praxis kam, war sie völlig aufgelöst. Sie weinte, denn mit dem gebrochenen Arm konnte sie sich nicht mehr selbst versorgen. Sie lebte allein, ihre Verwandten wohnten weit entfernt, und Hilfe konnte sie von ihnen kaum erwarten. Ihre komplette bisherige Lebenssituation war plötzlich in Frage gestellt, sie wusste nicht, ob sie weiterhin selbständig zu Hause wohnen konnte und wie sie die alltäglichen Herausforderungen bewältigen sollte.

Hontschik versorgte ihren Arm, aber ebenso viel Aufmerksamkeit widmete er ihren Ängsten und Sorgen. Er sprach nicht nur beruhigend auf sie ein, sondern fand eine Lösung, wie die Frau mit Hilfe eines Sozialdienstes ihr Leben auch mit der Einschränkung durch die Verletzung weiterhin so führen konnte wie bisher. Sicher hat er sie während der Behandlung immer wieder angefasst, vielleicht auch tröstend und ermutigend berührt – aber entscheidend war wohl, dass sie sich hat berühren lassen und berührt wurde dadurch, wie sorgsam er sich um sie gekümmert hat.

Ist das gut so? Massieren, aber richtig

> Ihr seid glücklich und froh, wie sollt' ein Scherz euch verwunden!
> Doch der Krankende fühlt auch schmerzlich die leise Berührung.
> *Johann Wolfgang von Goethe*

Manche Massagen sind so fest, dass man hinterher einen Muskelkater verspürt oder sich vorkommt, als ob man heftig verprügelt worden wäre. Bei anderen Massagen erweisen sich die Berührungen hingegen als außerordentlich sanft, so dass man sie fast mit Streicheln verwechseln kann. Für jedes Bedürfnis gibt es offenbar die richtige Intensität.

Die medizinischen Folgen sind allerdings unterschiedlich, und das bezieht sich nicht nur auf die Reaktionen, die in den bearbeiteten Muskeln ausgelöst werden. In einer Untersuchung amerikanischer Wissenschaftler zeigte sich, dass stärkerer Druck eher das parasympathische Nervensystem ansprach.[61] Während einer 15-minütigen Massage und in der Zeit danach sank die Variablität der Herzfrequenz, was ein Zeichen für einen erhöhten Tonus des Vagus ist – das ist der

Hauptnervenstrang des Parasympathikus. Das entspannt und beruhigt, und allenfalls die Verdauung arbeitet noch auf Hochtouren und gluckst vor sich hin.

Zu Beginn der Massage war bei den Teilnehmern noch ein erhöhter Tonus des Sympathikus zu beobachten gewesen. Der Wechsel innerhalb der kurzen Zeit der Berührung spricht dafür, dass schon wenige Momente der Massage dazu führen können, dass Unruhe und Stress weichen und sich ein Gefühl der Ruhe und Leichtigkeit einstellt. Bei jenen freiwilligen Probanden, die mit deutlich weniger Druck massiert wurden und nur leichte Berührungen erfuhren, verringerte sich die Herzfrequenzvariabilität nicht, sie blieben im Tonus des Sympathikus und erlebten weniger beruhigende Momente während der Massage.

Berührung tut nicht nur Erwachsenen, sondern auch Kindern gut. Sie wachsen schneller und entwickeln sich besser, wenn sie behutsam an verschiedenen Körperstellen massiert werden. Aber auch für diesen therapeutischen Effekt ist die richtige Intensität des Drucks von Bedeutung. Mäßig starker Druck hat die positivsten Auswirkungen auf Kinder und hilft deutlich besser als leichter Druck.[62] Das Gleiche gilt für die beruhigenden Eigenschaften von Massagen, die bei Erwachsenen dazu beitragen, den Stress zu senken. Vermittelt wird diese Wirkung vermutlich über spezielle druckempfindliche Rezeptoren, die bei Berührung zu einer Aktivierung des Vagusnervs beitragen.

Zarte Massage im Gesicht

> Du musst immer nur an sie denken, das quält dich, doch dann streichst du deiner Frau übers Haar, fragend sieht sie dich an.
>
> *Udo Jürgens: Gaby wartet im Park*

Der richtige Druck ist zwar entscheidend dafür, wie eine Massage erlebt wird, ob als belebend oder entspannend. Es kommt aber auch darauf an, wo man massiert wird (und natürlich, von wem). Eine Massage im Gesicht entspannt zwar auch. Da die meisten Menschen dort aber besonders sensibel sind, machen Berührungen an Wange, Stirn, Kinn und Nase auch frisch und aktivieren das »aufgeregte« Nervensystem des Sympathikus.

Eine Forschergruppe aus dem japanischen Fukuoka hat untersucht, wie sich eine 45-minütige Gesichtsmassage auf das autonome Nervensystem von Frauen auswirkte. Dabei zeigten sich erstaunliche Folgen: Wurden die Teilnehmerinnen mit Hilfe von psychologischen Tests und Fragebögen untersucht, zeigte sich, dass die Gesichtsmassage dazu führte, dass die Frauen weniger Angst erlebten und sich ihre Stimmung verbesserte.[63] Gleichzeitig blieb aber das Nervensystem des Sympathikus aktiviert. Die Berührungen im Gesicht bewirkten also einerseits eine psychische Entspannung, andererseits hatten sie auch belebende und aktivierende Auswirkungen.

Es gibt evolutionsbiologische Erklärungen dafür, dass die Massagen an Rücken, Bauch und Beinen eher beruhigend wirken. Für das Gesicht trifft dies aber nicht zu, sondern hier machen Berührungen eher munter. Der Grund dafür ist wohl der Schutz vor unliebsamen Überraschungen: Augen, Nase oder Mund könnten schnell zugehalten oder verletzt werden,

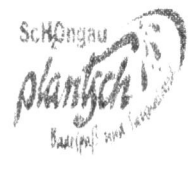

Kommunalunternehmen
Bäderbetrieb Plantsch
Lechuferstrasse 6
86956 Schongau
Steuernummer DE240447046

21010006-0445-0013   12.08.2019 15:48:40

Ihr Einkauf

Medium   138/8/754
Kartenkredit 100,00 € - Kontostand 0,00 €

1 x St. h.a.o Mitglied Erw. 3h (1.C.)   0,00 €

Endbetrag   0,00 €

Quittung (bar)
ausgezahlt   0,00 €
                           MwSt 7%   0,00 €
                           MwSt 19%   0,00 €

POS Hauptkasse 01   21010006
Es bediente Sie   Frau Goßwald

BELEGVORLAGE bei Heim&Hobby in der
Altstadt Schongau => 5% Rabatt für Ihren
Einkauf!

Hinweis: Massage = externe Leistung, der
MwSt. Ausweis entfällt nur auf
Raummiete!

Ein gelungener Tag im Erlebnisbad
Plantsch!
Auf Wiedersehen bis Morgen.

Kommunalunternehmen
Städtische Plätscher
Leopoldstrasse 6
83308 Schongau
Steuernummer: DE260447046

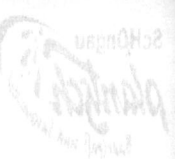

20.05.2024 13:57 #2 Bon Nr. 0215-48-40

Ihr Einkauf

Madonna   13478754
Kartenwert: 10,00 € - Kontostand: 1,00 €

1-Tageskarte Erwachsene (Sa/So/Fe)   9,00 €

E-Lastschrift   9,00 €

Gutschein/Gutschrift
ausgezahlt   9,00 €
                              MwSt 0%   0,00 €
                              MwSt 19%   0,00 €

POS: 01018006
Kassierer: Kassiererin

BETREUUNG: »Die bei Heimat lobby in der
Allesant Anlagen >> 5% Rabatt für Ihren
Einkauf

Sichern Sie sich in gesetzlichen Freibetrag bei
Ihrem Arbeitgeber und lassen sie auf
Mehrwert zur

Ein gelungener Tag im Erlebnisbad
Plantsch!
Auf Wiedersehen bis Morgen

wenn die Hände eines anderen das Gesicht berühren. Die Alarmbereitschaft lässt sich daher nie ganz ausschalten. Es heißt vielmehr, aufmerksam zu sein und nicht einfach unter den sanften Berührungen wegzudösen.

Tiefe Berührung – Massage gegen die Schmerzen

> Wir versuchen ein Körpergefühl zu erzeugen,
> das dem Gefühl des Verliebtseins ähnelt.
> Denn Liebe und Verliebtsein helfen, Körper und Geist
> in Einklang zu bringen. Das heißt, muskuläre Verspannungen
> im Körper sind gelöst, Energie kann harmonisch fließen.
> *Ithi Bouakajorn, Spa-Therapeut im Berliner Hotel de Rome,*
> *Zeit-Magazin*

Massage kann nicht nur entspannen und Verkrampfungen lösen. Sie ist auch ein wirksames Mittel gegen allerlei andere Pein. Um zu erforschen, wie Massagen die Schmerzwahrnehmung senken, haben Forscher und Physiotherapeuten der University of Iowa versucht, den zahlreichen subjektiven Berichten von Linderung und Entlastung objektive, wissenschaftliche Daten an die Seite zu stellen.

Dazu wurden Freiwillige entweder gar nicht berührt, mit leichter oder mit mäßig-druckvoller Massage behandelt, nachdem sie künstlich ausgelösten Druckschmerz über sich ergehen lassen mussten. Der Druck wurde am Handgelenk ausgelöst und einerseits währenddessen mit Massage dagegen angegangen, andererseits 48 Stunden später eine Massageanwendung angebracht. Um 48 Prozent reduzierte die manuelle Behandlung das Schmerzempfinden sofort, während zwei Tage später auch noch eine Linderung um 27 Prozent erreicht wurde.[64] Für die Wissenschaftler ist damit nicht nur der eindeutige Beweis erbracht, dass Massage zur Schmerzlinderung beiträgt – sondern es hat sich auch gezeigt, dass auch mindestens zwei Tage nach einem schmerzauslösenden Ereignis noch eine wirkungsvolle Behandlung möglich ist. An die Ärzte appelliert die Arbeitsgruppe aus Iowa, nicht gleich Schmerzmittel zu verschreiben, sondern öfter eine physikalische Behandlung in Erwägung zu ziehen.

Mit den Fingern sehen

> Und belehr' ich mich nicht, wenn ich des lieblichen Busens
> Formen spähe, die Hand leite die Hüften hinab.
> Dann versteh' ich den Marmor erst recht: ich denk' und vergleiche,
> Sehe mit fühlendem Aug', fühle mit sehender Hand.
> *Johann Wolfgang von Goethe*

Seit 1977 ist Hans-Wilhelm Müller-Wohlfahrt der Mannschaftsarzt von Bayern München. 1995 übernahm »Mull«, wie er von seinen Sportlern meistens nur genannt wird, zusätzlich die Betreuung der Fußballnationalmannschaft. Beide Aufgaben nimmt er noch immer wahr, dabei ist er Jahrgang 1942. Die Art und Weise, wie seine Patienten die Behandlung bei ihm beschreiben, spricht für sich, speziell für das besondere Einfühlungsvermögen seiner Hände: Boris Becker nannte Müller-Wohlfahrt ein »seelisches Wannenbad«, Lothar Matthäus erkannte »Radarfinger«. Im Sommer 2012 haben mein Kollege Dirk Schönlebe und ich den Sportmediziner für das *SZ-Magazin* interviewt.[65] Die meisten Zitate stammen aus diesem Gespräch.

Was von Müller-Wohlfahrt bei der Übertragung eines Fußballspiels immer wieder zu sehen ist, sind seine Sprintfähigkeiten nach der Verletzung eines Kickers. Auch im Alter jenseits der siebzig rennt er noch erstaunlich schnell. Kein Wunder, als junger Mann konnte der ehemalige Zehnkämpfer die 100 Meter in handgestoppten 11,0 Sekunden laufen. Was man allerdings nicht sieht, ist die Art und Weise, wie er in den wenigen Sekunden, die ihm auf dem Spielfeld zur Verfügung stehen, die Diagnose stellt. In kurzer Zeit muss er schließlich entscheiden, ob der Spieler weitermachen kann oder ausgewechselt werden muss.

Wer Müller-Wohlfahrt dazu befragt, staunt, wie einfach sich seine Untersuchungsmethode anhört: »Ich lege einen oder zwei Finger an und spüre die Muskelspannung«, sagt der Doc. »Dann gleite ich auf dem Muskel von oben nach unten und wieder zurück, dann quer. Ganz langsam. Der Spieler zeigt mir, wenn es irgendwo mehr schmerzt. Dann habe ich das Zentrum eingekreist, jetzt kommt die Phase der höchsten Konzentration: Ich tauche quasi in den Muskel ein, finde mich in der Anatomie zurecht und kann ertasten, ob es Unregelmäßigkeiten gibt.«

In den Muskel »tauchen« – was für ein schönes Bild. Aber wer wie Müller-Wohlfahrt nicht nur die anatomischen Gegebenheiten der Muskulatur in- und auswendig kennt, sondern auch tausende Male ertastet hat, wie sich ein unverletzter Muskel anfühlt, der weiß, wann in einem Kickerbein etwas nicht stimmt. »Diese Eindrücke habe ich gespeichert«, sagt Müller-Wohlfahrt. »Ich habe ungefähr 35 000 Muskelverletzungen diagnostiziert und im Gedächtnis abgelegt. Diese Speicherbilder kann ich jederzeit abrufen.«

Für Sportreporter ist die Diagnose oft aus 100 Meter Entfernung klar, wenn sich der Spieler mit schmerzverzerrtem Gesicht am Boden krümmt: eine Zerrung, ein Riss, ein Bündelriss. Oder gerne auch: Der Muskel ist verhärtet und hat zugemacht. In der technikgläubigen Medizin von heute, in der sofort Röntgen, Kernspin oder Ultraschall angefertigt werden, verlässt sich Müller-Wohlfahrt hingegen ganz auf sein Gefühl. »Mit dem ersten Anlegen der Finger weiß ich: Die Muskelspannung ist in Ordnung. Oder: Sie ist nicht mehr im Normbereich«, sagt der Arzt.

Und dann erklärt der Mediziner, wie er die Unterschiede wahrnehmen kann: »Die Muskeloberfläche ist von einer Faszie umgeben, einer spiegelglatten, feinen Membran. Die gleite ich ab. Spüre ich eine Unterbrechung, handelt es sich, je nach Größe, um einen Faserriss oder sogar einen Bündelriss. Spüre ich keine Unterbrechung, aber eine deutlich erhöhte, schmerzende Grundspannung, sprechen wir von einer Verhärtung. Dann besteht die Gefahr, dass der Muskel sich bei weiterer Belastung verletzt. Wenn aber – und das übersteigt vielleicht das Verständnis eines Laien –, wenn sich aber an dem Muskel ein feiner Saum Flüssigkeit befindet, dann fühlt sich das ›seifig‹ an oder auch wie ein ein, zwei Millimeter dickes Polster zwischen Faszie und Muskel. Ich sehe also eine leichte Verquellung und weiß: Die Nervenversorgung des Muskels ist gestört. Dadurch ist die gesunde Grundspannung nicht mehr gegeben.«

Man muss sich manche der Antworten des Sportmediziners vergegenwärtigen. Er »taucht« in den Muskel, er »sieht«, während er die Beine befühlt. Vielleicht ist durch diese Wortwahl zu verstehen, wie medizinisches Wissen und jahrzehntelange Erfahrung im Fühlen zusammenkommen, um herauszufinden, was den Menschen fehlt. »Ja, ich sehe mit den Fingern – so erkläre ich es manchmal den Patienten. Das ist, als ob Sie ein Anatomiebuch aufschlagen – ich ›sehe‹ die Muskeln einzeln und übereinander, nebeneinander. Ich muss ja auch wissen: Um welchen Muskel handelt es sich, welche Funktion hat er? Ist er besonders verletzungsanfällig? Oder ist es ein Muskel, der nicht so sehr gefordert wird? In die Beurteilung gehen auch andere Informationen ein. Zum Beispiel: Wie ist der Spieler gefallen, welche Situation hat zu der Verletzung geführt?«

Wer sich vorstellt, dass es sich bei der ärztlichen Untersuchung mit der Hand lediglich um ein leichtes Streicheln handelt, täuscht sich. »Die Finger zeigen schon Abnutzungserscheinungen«, sagt Müller-Wohlfahrt. »Sie leisten Schwerstarbeit, und man sieht es ihnen an. Manchmal muss ich mit großem Druck tiefere Muskelschichten ertasten.« Der Bayern-Doc weiß nicht, woher er diese Fähigkeit hat, dieses »Sehen« mit den Fingern. »Ich meine, ich habe sie mir erworben«, sagt er. »Durch tägliches Üben, Üben, Üben. Wie ein Pianist oder ein Violinist. Durch unendliches Üben habe ich ein bestimmtes Niveau erreicht.«

Das klingt nach harter Arbeit – und das ist es wohl auch. »Ich untersuche jeden Patienten, ob er Rückenschmerzen hat oder Knieschmerzen, nur durch Betasten«, sagt Müller-Wohlfahrt. »Und speichere Gewebeeindrücke von Haut, Unterhaut, Faszie, Muskel, Gelenkkapsel, Bändern.« Die meisten ärztlichen Kollegen werden da wohl sagen: Untersuchen und betasten – das mache ich doch auch! Aber man muss sich eben viel Zeit dafür nehmen und sich konzentrieren. Wer Millimeter für Millimeter den Muskel abtastet, der braucht eine Weile. Und natürlich braucht er auch so etwas wie Intuition und Hingabe und Freude am Berühren. Erstaunlicherweise bleibt die genaue Diagnose durch Berührung auch nach vielen Jahrzehnten noch eine Herausforderung. »Ich bilde mir ein, wenn ich 14 Tage Urlaub mache, muss ich mich am ersten Arbeitstag viel mehr konzentrieren, um das Tastempfinden wiederzuerlangen«, sagt Müller-Wohlfahrt.

Offenbar merken auch die Patienten etwas von der Hingabe und Konzentration, mit der sie angefasst werden. »Ich gebe dem Patienten Zeit, sich zu äußern, und Sie können fast sehen, wie er sich öffnet. Das ist, wie wenn sich gleichsam der Brustkorb öffnet und alles herausströmt. Der Patient teilt sich mit«, sagt Müller-Wohlfahrt. »Dann kommt die Untersuchung. Jeder Patient muss sich bis auf die Unterwäsche ausziehen. Danach kommt die Berührung bei der Ganzkörperuntersuchung, und zwar so, dass der Patient spürt: Ich untersuche ihn. Und gleite da nicht oberflächlich über den Rücken. Das hilft der Beziehung zwischen Arzt und Patient sehr. Er gewinnt Vertrauen, und die Distanz zwischen Arzt und Patient wird abgebaut.«

Krank und unberührt

> Das Leben bildet eine Oberfläche, die so tut,
> als ob sie so sein müsste, wie sie ist,
> aber unter ihrer Haut treiben und drängen die Dinge.
> *Robert Musil*

Fast die Hälfte aller Menschen geht mit Beschwerden in die Arztpraxis, die sich organisch nicht erklären lassen. Doch die meisten Mediziner übersehen oder ignorieren die psychischen Nöte, die dahinterstecken können. Dabei ist längst erwiesen: Seelisches Leid hinterlässt auch im Körper deutliche Spuren. Daraus müssten beide Seiten lernen: die Ärzte, dass sie mehr Verständnis für ihre Patienten brauchen – und die Patienten, dass sie mehr Mut haben müssen, sich Gehör zu verschaffen.

Viele Patienten fühlen sich von ihrem Arzt nicht richtig verstanden. In Umfragen geben regelmäßig etwa die Hälfte der Kranken an, dass sie die medizinische Versorgung zwar gut finden, aber mit den Gesprächen beim Arzt nicht zufrieden sind. Sie klagen über Fließbandmedizin und darüber, dass ihre eigentlichen Sorgen nicht erkannt werden. Sie wechseln den Arzt, fühlen sich wieder unverstanden.

Diese Unzufriedenheit drückt sich oft in Beschwerden aus, für die keine organischen Ursachen gefunden werden können. Am häufigsten klagen solche Patienten über Bauch-, Herz-, Rücken- und Kopfschmerzen. Viele berichten von unerklärlicher Erschöpfung, von Schwindel, aber auch von diffusen Unterleibsschmerzen, plötzlicher Atemnot oder einem Engegefühl im Hals. Alle Symptome haben eines gemeinsam: Es sind Beschwerden ohne Befund.

Aus Umfragen und Untersuchungen wissen Mediziner, dass 90 Prozent aller Menschen innerhalb einer Woche mindestens einmal Schmerzen oder andere Symptome haben, die sie sich nicht erklären können. Dies gilt weltweit, unabhängig vom Einkommens- und Ausbildungsgrad. »Solche Beschwerden sind normal – quasi ein Teil der Gesundheit«, sagt Peter Henningsen, Chefarzt für Psychosomatik an der Technischen Universität München. »Das kennt jeder, das geht fast immer schnell wieder vorbei und bedarf keiner Behandlung.«

Es gibt jedoch Menschen, die es beunruhigt, wenn es sie immer wieder mal zwickt, und die deswegen den Arzt aufsuchen. Andere haben häufig Beschwerden »mit unklarer

Ursache«, die sie in die Praxen und Ambulanzen treiben. Bis zu 40 Prozent der Patienten, die einen Hausarzt aufsuchen, leiden an diesen sogenannten somatoformen Störungen: Der Körper signalisiert Beschwerden, doch eine Ursache ist nicht zu entdecken. Bei Fachärzten klagen je nach medizinischer Disziplin sogar bis zu 50 Prozent der Patienten über solche Symptome. Besonders häufig haben Neurologen und Gastroenterologen mit Patienten zu tun, bei denen sich kein Grund für die Kopfschmerzen, den Schwindel, den Reizdarm oder das Magendrücken finden lässt.

Viele Körperbeschwerden von Patienten bleiben organisch unerklärt. Eine Untersuchung von Psychologen und Psychiatern aus London hat ergeben, welche Symptome besonders häufig sind, wenn Patienten den Arzt mehrfach aufsuchen oder zum Facharzt oder in Spezialambulanzen kommen.[66] Am häufigsten klagen diese Patienten demnach über Bauchschmerzen und wechselnde Stuhlfrequenz. Danach folgen unklare Brust- oder Herzschmerzen sowie Rückenschmerzen. Kopfschmerzen und Schwindel sind ebenfalls sehr häufig, wie auch allgemeine Erschöpfung. Auch anderen Quellen zufolge ist diese Häufigkeitsverteilung typisch für psychosomatische Beschwerden.

Mediziner haben viele Etiketten für diese Störungen gefunden. Mal werden sie als funktionell, idiopathisch, mal als somatoform oder schlicht als psychosomatisch bezeichnet – was besser klingt, als zu sagen: Wir wissen auch nicht genau, woher das kommt. Für viele Patienten ist es schwierig, die eigene Malaise nicht erklären zu können. »Es geht schließlich immer auch darum, zu Recht krank sein zu dürfen«, sagt Psychosomatik-Arzt Henningsen. »Denn in den Augen vieler Patienten und Ärzte sind nur körperliche Beschwerden legitime Beschwerden.«

So wird Seelenschmerz zu körperlichen Symptomen. Wenn man sich dauerhaft nicht wohl fühlt, ist es wichtig, anerkannt krank zu sein und sich nicht als Simulant oder Schwächling zu empfinden. Wahrscheinlich ist das ein Grund dafür, dass es so viele Menschen nie oder sehr selten erleben, dass ihr Körper ihnen eine schützende und behagliche Behausung ist und ihnen Gefühle der Entspannung und Zufriedenheit vermittelt. Dann ist es wichtig, sich einen Arzt zu suchen, von dem man sich verstanden fühlt und der einen so berührt, dass die psychischen Schwierigkeiten auch zum Vorschein kommen.

Es ist zum Aus-der-Haut-Fahren

> Mit den Jahren runzelt die Haut,
> mit dem Verzicht auf Begeisterung aber runzelt die Seele.
> *Albert Schweitzer*

Fass mich doch mal wieder an! Dieser Hilfeschrei könnte von vielen Leuten kommen. Erstaunlich viele Menschen in Deutschland geben in Umfragen an, unter Kontaktarmut und dem Gefühl zu leiden, zu wenig geliebt zu werden. Für Hautkranke kann das ein Teufelskreis sein: Sie werden weniger berührt als Hautgesunde. Und weniger Berührung kann zugleich die Symptome bei Hauterkrankungen verschlimmern.

Das Erstaunliche ist: Menschen, die sich selbst ständig berühren und ihre Haut traktieren, damit sie noch besser und perfekter aussieht, sind besonders gefährdet, Hautkrankheiten zu bekommen. »Die Menschen machen viel zu viel mit ihrer Haut«, sagt Volker Steinkraus, Professor für Hauterkrankungen am Hamburger Dermatologikum, einer großen Tagesklinik und Ambulanz. »Weniger ist mehr, denn die besten Kosmetika produziert die Haut selbst.«

Zu ihrer großen Verwunderung empfiehlt Steinkraus Patienten wie einer PR-Beraterin, die zu ihm in die Sprechstunde gekommen ist, ihre Kosmetik und Pflege stark einzuschränken und die Haut weniger zu malträtieren. Als periorale Dermatitis bezeichnen Ärzte das, was in der Umgangssprache »Stewardessenkrankheit« genannt wird. Sie entsteht insbesondere bei Frauen, die mehrmals täglich duschen und die Haut anschließend mit viel zu fetthaltigen Kosmetika abdecken.

Wer übertrieben reinlich ist, dessen Haut schuppt nicht nur leichter, ist gerötet und voller Ausschläge, sie infiziert sich auch schneller mit Pilzen und Bakterien. Kontaktekzeme gedeihen besonders gut in Achselhöhlen, die regelmäßig rasiert und täglich mit Duschlotionen, Cremes und Deos traktiert werden. Cremehersteller, Hautärzte und kosmetische Institute befördern den Trend, den sie einzudämmen vorgeben: Einerseits wird Patienten wie Kunden geholfen, wenn die Haut juckt, schuppt oder Pusteln aufwirft. Gleichzeitig befeuern Mediziner und Forscher das Streben nach immer perfekterer Haut. Der Umsatz mit Kosmetika in Europa ist von 16,4 Milliarden Mark 1997 auf mehr als 40 Milliarden Euro im Jahr 2014 gestiegen. »Die Haut muss nach Bedarf gepflegt werden«, sagt Steinkraus. »Manche Leute schmieren sich morgens und abends fettige 130-Euro-Cremes ins Gesicht und wundern sich dann, dass sie Pickel kriegen.«

Die Haut als Spiegel der Seele?

> Grenzen meines Körpers sind Grenzen meines Ichs.
> Die Hautoberfläche schließt mich ab gegen die fremde Welt:
> auf ihr darf ich, wenn ich Vertrauen haben soll,
> nur zu spüren bekommen, was ich spüren will.
>
> *Jean Améry*

Die Haut ist ein hochempfindliches Organ, mit zwei Quadratmeter Oberfläche zudem das größte des Körpers. Auf Einflüsse von außen wie von innen reagiert sie hochsensibel. Mehr als eine Million Tastorgane befinden sich in ihr, außerdem mindestens so viele freie Nervenenden, die Reize registrieren und weiterleiten. Die Haut ist eine riesige Antenne. Umgekehrt werden viele Gefühle über die Haut offenbart: Neben Erröten und Erblassen funktionieren beim Menschen auch die evolutionär angelegten Muskeln noch, die bewirken, dass sich Haare sträuben. Dass seelische Probleme die Haut angreifen können, verwundert angesichts der sensiblen Ausstattung unserer Oberfläche nicht.

»Trotzdem lehne ich das eingängige Bild von der Haut als Spiegel der Seele ab«, sagt Gerhard Schmidt-Ott, Psychosomatiker an der Medizinischen Hochschule Hannover und Experte für Hauterkrankungen. Eine kranke Haut sei nicht gleichbedeutend mit einer kranken Seele, das würde Betroffene nur noch stärker stigmatisieren. Hautkrankheiten würden ohnehin als schmutzig und ansteckend wahrgenommen. Die deutsche Badeordnung, wonach Patienten mit Schuppenflechte aus dem Schwimmbad verwiesen werden konnten, wurde erst im Jahre 2006 auf Initiative des Deutschen Psoriasis-Bundes geändert. »Hauterkrankungen können Narben auf der Seele verursachen«, sagt Schmid-Ott. »Aber

Spiegel der Seele ist die Haut hauptsächlich dann, wenn es um momentane Veränderungen geht – etwa wenn jemand blass vor Schreck, rot vor Wut wird oder sich die Haare sträuben.«

Schmidt-Otts Team hat gezeigt, dass Hautleiden bei manchen Menschen durch Stress schlimmer werden – aber nicht bei allen.»Hauterkrankungen lassen sich provozieren«, sagt Matthias Augustin, Dermatologe und Professor für Lebensqualitätsforschung an der Universitätsklinik Hamburg. So setzten Forscher Patienten mit Neurodermitis unter Stress. Die Teilnehmer sollten vor Publikum ein Bewerbungsgespräch simulieren. Zudem mussten sie von einer vierstelligen Zahl in Sprüngen von 17 runterzählen. Die Studienleiter trieben sie an:»Schneller, schneller!«

Wenig später wurden die Probanden erneut untersucht. Die Neurodermitiker reagierten auf Stress. Schon zehn Minuten nach der psychischen Belastung waren vermehrt Entzündungszellen im Blut aktiviert.»Spannend ist, dass die Entzündungsreaktion auf Stress bei Patienten mit Neurodermitis stärker ausfällt als bei denjenigen, die keine Hautprobleme haben«, sagt Augustin. Wer an Neurodermitis oder Schuppenflechte leidet, ist zwar nicht unbedingt dünnhäutiger. Doch auf der Haut dieser Patienten werden innere Anspannungen, Sorgen und Ängste offensichtlicher.

Und Hautkranke sind sogar empfindlicher: Wer an Neurodermitis leidet, hat immer wieder lästigen Juckreiz zu ertragen. Die Haut zeigt offene, schuppende Stellen und ist äußerst empfindlich. Erstaunlicherweise steigt aber die Sensibilität für das Berührungsempfinden mit dem Leiden. Forscher aus Schweden haben das genauer untersucht und festgestellt, dass die Hautkranken den Abstand von zwei Punkten auf der Haut besser erkennen können als Hautgesunde.[67]

Die sogenannte Zwei-Punkt-Diskriminierung funktioniert bei ihnen besser. Das Team aus dem Karolinska Hospital in Stockholm hatte 20 Patienten mit Neurodermitis mit 20 gesunden Probanden verglichen und einen Juckreiz mit Hilfe von paarweisen Histaminspritzen auf dem Unterarm ausgelöst. Als Kontrollen zum Vergleich dienten Kochsalzlösungen, die ebenfalls gespritzt wurden. Histamin ist bei Allergien die Substanz, die den Juckreiz auslöst und zuverlässig juckende Hautquaddeln hervorruft.

Der Abstand wurde zentimeterweise verringert, bis sich die Entfernung zwischen zwei Punkten fand, die noch als von unterschiedlichen Punkten stammend identifiziert wurde. Egal, in welche Richtungen die Stiche gesetzt und das Histamin injiziert wurde, zeigte sich eine größere Empfindlichkeit bei den Neurodermitikern. Immer konnten sie den Abstand zwischen zwei Punkten genauer identifizieren und hatten ein besseres Unterscheidungsvermögen.

Wenn die Spritze weniger weh tut

> Wer Worte macht, tut wenig: seid versichert,
> Die Hände brauchen wir und nicht die Zungen!
> *William Shakespeare*

Wem eine unangenehme Situation bevorsteht, dem hilft es meistens, wenn ihm ein naher Mensch die Hand hält und einfach nur da ist und ohne viele Worte vermittelt: Ich halte dich, dir kann nichts passieren. Das kennt jeder vor Prüfungen oder einem unangenehmen Gespräch. Die Hand zu halten kann aber auch die Spritze beim Arzt erträglicher machen oder eine fürchterliche Standpauke. Die Kandidaten in Casting-Shows stehen ebenfalls Arm in Arm oder halten sich bei den Händen, um die Abstimmung des Publikums oder den Richterspruch der Jury besser ertragen zu können.

Besonders Kindern hilft es, wenn sie vor unangenehmen Eingriffen beim Arzt nicht nur abgelenkt, sondern auch getröstet und innig berührt werden. Kinderärzte aus Cleveland und New Jersey haben in einer Untersuchung gezeigt, dass eine Blutentnahme an der Ferse deutlich weniger schmerzt, wenn die Neugeborenen dabei auf dem Bauch der Mutter liegen und eng umschlungen werden.[68] Das Forscherteam um Susan Ludington-Hoe hatte auf einer Frühgeborenen-Intensivstation Blutentnahmen in zwei Konstellationen verglichen: In der einen Gruppe lagen die Kinder zunächst drei Stunden auf dem Bauch der Mutter in der sogenannten Känguru-Haltung und dann ebenso lange im Brutkasten. Die anderen Kinder wurden im Brutkasten in die Ferse gepikst, bevor sie anschließend zu ihrer Mutter auf den Bauch kamen.

Spürten die Frühgeborenen die Wärme und die liebevolle Nähe ihrer Mutter, fielen alle erhobenen Stresswerte deutlich geringer aus: Die Kinder hatten einen ruhigeren und stabileren Herzschlag, sie benötigten weniger Sauerstoff, verhielten sich ruhiger und schrien weniger. Zudem schliefen sie länger, und drei von ihnen schrien überhaupt nicht während des Eingriffs. »Die Känguru-Haltung auf dem Bauch ist eine einfache und günstige Maßnahme, um das Leiden von Frühgeborenen zu verringern und ihren Schmerz zu lindern«, sagt Susan Ludington-Hoe.

Die besondere Wirkung der körperlichen Berührung muss nicht mal von der Mutter ausgehen, um segensreiche Effekte für die Neugeborenen zu haben. Ärzte und Kinderkrankenschwestern aus Detroit haben Frühgeborene immer wieder leicht berührt und gestreichelt und dabei ebenfalls feststellen können, dass die Schmerzen dadurch verringert werden.[69] Die Frühchen, die nach 27 bis 34 Wochen zur Welt kamen und auf der Intensivstation regelmäßig sanft gestreichelt wurden, reagierten viel weniger gestresst auf die Schmerzen als jene, die traditionell in einer Art »Nest« im Inkubator von den Pflegekräften betreut wurden. Wer nicht von den Schwestern behutsam berührt wurde, atmete weniger tief, hatte einen messbar erhöhten Herzschlag und schrie länger während und auch nach der peinigenden Blutentnahme.

Kinder berühren und ihnen Energie fürs Leben geben

> Armseliger Widersinn: die Kinder, die nichts begreifen – das heißt, die alles begreifen.
>
> *Antoine de Saint-Exupéry*

Es gibt kein Patentrezept, wie Kinder zu seelisch stabilen und körperlich robusten Erwachsenen werden. Manche beneidenswerten Menschen sind von jungen Jahren an ungeheuer belastungsfähig, kümmern sich später aufopferungsvoll um Beruf und Familie und wirken dennoch ruhig und ausgeglichen. Andere fühlen sich hingegen permanent gestresst und überfordert, und auch bei vermeintlich geringen Anforderungen signalisieren sie, dass sie nicht mehr können.

Es gibt keine Garantie dafür, dass Kinder bei einem bestimmten Verhalten der Eltern psychisch widerstandsfähig werden und gegenüber den Widrigkeiten des Lebens besser bestehen können. Ein paar hilfreiche Umstände, die dazu beitragen, dass Kinder Kraft und Energie aufnehmen können und die Wahrscheinlichkeit steigt, dass sie nicht so leicht verzagen und ihnen alles zu viel wird, gibt es allerdings sehr wohl.

Frühes Miteinander, emotionale Interaktion und Zuwendung helfen Kindern ungemein. Sie stimulieren die Entwicklung körperlich und fördern auch die seelische Reife. Durch Beziehungen und Nähe werden Kinder überhaupt erst beziehungsfähig.

Kraft und Gesundheit durch Nähe

> Glückliche Kinder und Jünglinge wandeln in einer Art
> von Trunkenheit vor sich hin, die sich dadurch besonders
> bemerklich macht, dass die Guten, Unschuldigen das Verhältnis,
> der jedesmaligen Umgebung kaum zu bemerken,
> noch weniger anzuerkennen wissen.
> *Johann Wolfgang von Goethe*

Es ist vom ersten Lebenstag an wichtig, eine intensive und liebevolle Bindung zu seinem Kind aufzubauen. Das spüren Eltern eigentlich intuitiv, besonders die Mütter merken, wie sie sich zu den Neugeborenen hingezogen fühlen. Die Natur hilft dabei noch ein bisschen nach und geht auf Nummer sicher, dass sich innige Muttergefühle entwickeln: Mit dem ersten Milcheinschuss in die mütterliche Brust wird vermehrt das Hormon Oxytocin freigesetzt. Es ist mittlerweile ziemlich populär geworden als »Kuschelhormon« oder »Bindungshormon«, weil es das Bedürfnis nach Nähe, Berührung und Harmonie vermittelt und verstärkt.

Die Mütter können unter diesem Hormoneinfluss gar nicht anders, als das Kind immer wieder in den Arm zu nehmen, zu streicheln und zu sich an die Brust zu legen. Sie gehorchen ihrem Instinkt. Eine ähnliche Wirkung zeigt das Oxytocin bei Paaren, die sich anfangs ständig anfassen müssen und kuscheln wollen.

Die Kinderpsychiaterin Heidelise Als aus Boston hat in etlichen Studien gezeigt, wie gut die mütterliche Nähe den Allerjüngsten tut. Die Ärztin konnte schon in den 1970er Jahren beweisen, dass sie ihren Eindrücken und Gefühlen auf der Intensivstation trauen konnte. Sie hatte nämlich beobachtet, dass sich Frühgeborene besser entwickeln, schneller wachsen, weniger Hirnschäden bekommen, sich ihre Lungen und ihr Herz rascher kräftigen und sie früher aus der Klinik entlassen werden können, wenn sie viel Wärme und Zuwendung bekommen und immer wieder berührt werden. Systematisch belegte sie diese Erfahrungen auch mit wissenschaftlichen Studien.[70] Die von Als beobachteten Phänomene lassen sich inzwischen auch neurobiologisch erklären, denn durch sensuelle Impulse reift das Gehirn schneller, die schützenden Markscheiden um die Nervenbahnen bilden sich früher und führen zu einer verbesserten und schnelleren Nervenleitung.

Anfangs, in den 1970er Jahren, stieß das Programm von Heidelise Als, die Pflege Frühgeborener individueller zu gestalten, noch auf viel Widerstand bei den Schwestern und Ärzten. Die professionellen Heiler und Helfer fühlten sich offenbar in ihrem Tagesablauf gestört. Eltern, die mehr Nähe und einen individuelleren Umgang mit ihrem Nachwuchs wollten, galten nicht als liebevoll, sondern als schwierig. »Vielen Schwestern wurden ja Nähe, Pflege und Wärme abtrainiert«, sagt Als. »Dabei ist liebevolle Pflege der Weg zur Heilung, nicht die Maschine.«

Die resolute Ärztin setzte sich durch und schaffte es, dass die Intensivstationen für Neugeborene und die Frühchenstationen so gestaltet wurden, dass die Eltern ihre Kinder besser anfassen konnten. Zwischen den Betten wurde mehr Platz gelassen, damit dort Mutter und Vater sitzen konnten. Und es wurde nach und nach von den strengen Besuchszeiten abgerückt, so dass es tagsüber den Eltern immer wieder möglich war, ihren Kindern Streicheleinheiten zu geben. In vielen Krankenhäusern war es ja in den 1970er Jahren noch üblich, die Besuchszeiten auf zwei Stunden täglich zwischen 15 und 17 Uhr zu beschränken. Was für eine Veränderung im

Vergleich zu den heutigen Gepflogenheiten, wo Rooming-in und Besuche gleichsam rund um die Uhr möglich sind!

Lecken lassen

Ratten sind die Kuscheltiere der Biologen. Von ihnen lässt sich viel lernen, denn ihr Verhalten ähnelt in mancher Beziehung dem des Menschen. An Ratten konnten der Neurobiologe Michael Meaney und andere Forscher demonstrieren, was den Nagernachwuchs stark macht und resistent gegen Stress werden lässt. Tiere, die von ihren Müttern nach der Geburt intensiv geleckt werden, bilden demnach mehr molekulare Andockstellen aus, um das Stresshormon Kortisol zu binden, damit dem Körperkreislauf zu entziehen und unschädlich zu machen.[71] Diese Tiere zeigten sich bei späteren Belastungen entspannter als jene, die von ihren Müttern weniger verhätschelt wurden.

Soweit man weiß, mögen die Rattenmütter, die ihren Nachwuchs weniger lecken, ihre Kleinen genauso gerne wie jene Rattenmamas, die ständig an ihren Kindern herumlutschen. Es muss also die intensive körperliche Berührung sein, die dazu führt, dass der geleckte Rattennachwuchs psychisch robuster wird und den Widrigkeiten des Lebens besser trotzt. Wie es funktioniert, dass der vermehrte Hautkontakt die Psyche stabilisiert, können Forscher inzwischen sogar auf der molekularen Ebene der DNA nachverfolgen. Das intensive Lecken beeinflusst die Biochemie der Zelle bis hin zu den Molekülen: Mit Hilfe sogenannter Transkriptionsfaktoren und Methylierungsschritte werden die entsprechenden

Gensequenzen im Erbstrang aktiviert oder gehemmt. Es bilden sich also vermehrt die Erbanlagen gegen Stress aus, wenn intensive Streicheleinheiten verteilt werden. Je nach Bindungserfahrung werden mehr oder weniger Rezeptoren produziert, um später die im Körper anflutenden Stresshormone abfangen zu können.

Inzwischen wurden diese Befunde auch bei Menschen bestätigt. Nach Missbrauch, Vernachlässigung, aber auch bei Suizidenten finden sich weitaus weniger Andockstellen für Stresshormone im Körper. Die Widerstandskraft der psychisch Angeschlagenen bleibt sogar zeitlebens geschwächt. Kürzlich konnte sogar der molekulare Mechanismus entschlüsselt werden, der nach frühkindlichen Traumatisierungen dazu beiträgt, dass im Erbstrang DNA weniger Gene zur Bildung der stressdämpfenden Glukokortikoidrezeptoren aktiviert werden.[72]

Kindern mit Massage einen besseren Start geben

> Man kann in Kinder nichts hineinprügeln,
> aber vieles herausstreichen.
> *Astrid Lindgren*

Dass kleinen Kindern Berührungen guttun, ist hinlänglich bekannt. Doch damit sind nicht nur die Streicheleinheiten von den Eltern gemeint. Auch bei Neugeborenen zeigt sich, dass sie von einer Massage profitieren und schneller wachsen und an Gewicht zunehmen, wenn sie nur richtig angefasst werden.[73] Forscher vom Touch-Institut in Miami untersuchten diesen Zusammenhang, indem sie eine Massagebehandlung mit Bewegungsübungen verglichen, bei denen die Gliedmaßen der Kleinen gebeugt und gestreckt wurden.

Bei 30 Neugeborenen erfassten die Wissenschaftler, wie sich eine zehnminütige Massage im Vergleich zu den Streck- und Beugeübungen dreimal am Tag auswirkten. Zugleich wurde regelmäßig ein EKG bei den Neugeborenen abgeleitet, weil dieses Aufschluss über den Einfluss des Vagusnervsystems gibt. Beide Behandlungsformen führten dazu, dass die Kinder zunahmen. Doch während die Streckübungen mit einem erhöhten Kalorienverbrauch einhergingen, zeigte sich, dass die Massage gleichzeitig beruhigend wirkte und der Vagustonus erhöht war. Der erwünschte Gewichtszuwachs war also auf unterschiedliche Mechanismen zurückzuführen.

Die Gewichtszunahme bei einer gesteigerten Vagusaktivität stellen sich die Forscher wie folgt vor: Dominiert – ausgelöst von der Tiefendruckmassage – dieses Nervensystem, wird gleichzeitig die Verdauung angekurbelt, wozu auch vermehrte Magenbewegungen gehören.[74] In der Folge steigt wiederum die Insulinausschüttung, die auch dazu beiträgt, dass mehr Energie aufgenommen und verstoffwechselt wird und das Gewicht steigt. Immerhin 49 Prozent der vermehrten Aktivität des Magens und 62 Prozent der Insulinausschüttung ließen sich den Forschern zufolge auf eine Stimulation durch den Vagus zurückführen, die wiederum durch die Massageberührungen ausgelöst worden war.

Wurden wiederum die verschiedenen Massageformen untereinander verglichen, zeigte sich, dass kräftige Massagen zu einem deutlich größeren Gewichtszuwachs führten als Massagen, bei denen die Neugeborenen nur leicht berührt worden waren.[75] Schon bei drei Massagen täglich über die Dauer von fünf Tagen waren die vorteilhaften Auswirkungen einer druckvolleren Berührung zu erkennen. Doch damit nicht genug: Auch im Verhalten zeigten sich Unterschiede. Jene Kinder, die mit moderatem Druck massiert worden waren, schliefen besser, schrien weniger, waren nicht so unruhig und reagierten nicht so gestresst. Auch ihr Herzschlag war stabiler. Diese erfreulichen Nebenwirkungen wurden ebenfalls auf die Aktivierung des Vagussystems zurückgeführt, das als großer beruhigender und mäßigender Stimulus im Nervengeflecht gilt.

Zusammenfassend vermuten die Autoren, dass der mäßige Druck bei der Massage die Neugeborenen nicht nur schneller wachsen, sich besser entwickeln und rascher zunehmen lässt – sondern sie zudem noch entspannter und relaxter dabei bleiben, was ebenfalls ihre Entwicklungschancen verbessert.

Wenn Nähe und Geborgenheit fehlen

> Demütigung bzw. geistige Unterdrückung durch
> verständnislose und egozentrische Lehrer tut schweren,
> untilgbaren Schaden im kindlichen Gemüte,
> der gar oft das spätere Leben verhängnisvoll beeinflusst.
> *Albert Einstein*

Der umstrittene Verhaltensforscher Harry Harlow führte in den 1950er Jahren aus heutiger Sicht grausame Experimente mit jungen Rhesusaffen durch. Er trennte sie von ihrer Mutter und ließ ihnen ausreichend Nahrung und Platz zum Herumtollen und sorgte für etliche andere Annehmlichkeiten.

Den Affen fehlte es an nichts, außer dass sie keinen Kontakt zu ihrer Mutter hatten. Schon nach wenigen Wochen zeigte sich der Entwicklungsrückstand der Tiere. Sie wuchsen nicht richtig, wurden schneller krank, aber besonders deutlich war ihr unruhiges und auffälliges Verhalten. Innerhalb kurzer Zeit hatte der Forscher aus den Tieren psychische Wracks gemacht, auch wenn einige Wissenschaftler Harlow zugutehielten, er habe deutlich gemacht, wie wichtig die Mutter-Kind-Bindung sei.

Zu ähnlich furchtbaren Folgen führten die Waisenhäuser im Rumänien unter dem Diktator Nicolae Ceaușescu. Nach dem Ende des kommunistischen Terrorregimes wurde das Ausmaß seines herzlosen Umgangs mit den Kleinsten der Kleinen erst richtig deutlich.[76] Die Kinder wurden teilweise an ihre Betten gefesselt und wie Tiere gehalten. Sie waren kleiner als gesunde Gleichaltrige, saßen in ihren Betten, schauten ins Leere und beruhigten sich selbst mit schaukelnden Bewegungen. Die Kinder wurden nicht angefasst und bekamen kaum emotionale Zuwendung – viele von ihnen starben. Der Entwicklungsrückstand ist eine Folge der mangelnden Berührungen.

Wird man angefasst, vermittelt dies hingegen dem Körper: Es lohnt sich zu wachsen, denn du bist nicht allein. Manche Forscher nehmen an, dass fehlende Berührungen im Kindesalter später Magersucht und andere Essstörungen begünstigen können. Der Körper muss gehalten werden, damit er seine Grenzen erleben und wahrnehmen kann. Passiert das nicht, kann das Empfinden für den eigenen Körper gestört werden und extreme Fettleibigkeit wie auch Auszehrung die Folge sein. Haptikforscher haben aus diesen Gründen sogar schon eine Art Neoprenanzug für Patienten mit Essstörungen entworfen. Durch den Druck der engen Kunsthaut spüren die Kranken ihre Körpergrenzen besser.

Doch zurück zu den rumänischen Waisenkindern: Unter den Überlebenden waren etliche nicht nur geistig zurückgeblieben, sondern hatten auch nur ein eingeschränktes Gefühlsleben entwickelt, was ihnen viele Gemütsäußerungen gar nicht erst ermöglichte. Die Strukturen in ihrem Gehirn, die für die Verarbeitung und den Ausdruck von Emotionen zuständig sind, waren verkümmert. Auch die Immunreaktion war noch Jahre später beeinträchtigt. Obwohl die Kinder längst in stabilen Verhältnissen in Adoptivfamilien lebten, war ihr Abwehrsystem ähnlich stark geschwächt wie das von Jugendlichen, die körperlich missbraucht worden waren. »Diese Kinder hatten zwar eine schwierige Kindheit, aber seit mehr als einem Jahrzehnt werden sie geliebt und erleben emotionale Sicherheit«, sagt Seth Pollak von der University of Wisconsin in Madison. »Trotzdem steht ihr Körper dermaßen unter Stress, als ob sie missbraucht worden wären.« [77] Eine chronische Stressreaktion des Organismus kann das Lernen und Verhalten von Kindern und Jugendlichen ziemlich stark beeinträchtigen. Pollak befürchtet daher, dass in Zukunft Kinder vermehrt unter solchen Einschränkungen leiden werden. Dazu trägt auch ein Ereignis bei, das auf den ersten Blick wenig damit zu tun hat: Die weltweite Finanzkrise 2008 und 2009 führte nach Ansicht des Wissenschaftlers dazu, dass mehr Kinder in Heimen oder anderen Institutionen betreut werden müssen und weniger adoptiert werden können.

Bindungsforscher und Ärzte für Psychosomatik wissen schon lange, dass frühkindlicher Missbrauch, emotionale Verwahrlosung, extreme Strenge und häufiger Familienstreit in späteren Jahren zu mehr Depressionen, Angststörungen und anderen psychischen Leiden führen. »Eine unsichere Bindungsentwicklung ist ein großer Risikofaktor«, sagt Karl Heinz Brisch, Psychosomatik-Arzt für Kinder an der Ludwig-Maximilians-Universität München. Neue Forschungsergebnisse zeigen, welche starken körperlichen Spuren psychisches Leid hinterlässt. Nicht nur für den Moment, sondern manchmal sogar für immer.

»Psychisch muss man mit einer extremen Form des Hospitalismus rechnen«, sagt der Psychosomatik-Arzt Peter Henningsen. »Schwere Verhaltensauffälligkeiten können die Folge sein. Sie äußern sich oft in rhythmischen Bewegungen wie Kopfwackeln und Schaukeln mit dem Oberkörper.« Ärzte kennen diese Anzeichen des Kaspar-Hauser-Syndroms von vernachlässigten Waisenkindern aus allen Teilen der Welt. Der Körper beruhigt sich mit Schaukelbewegungen selbst.

Massiv sind die möglichen Folgen für den Umgang mit anderen. »Aus einer solch qualvollen Isolation können Kontaktängste und Bindungsstörungen resultieren«, sagt Henningsen. »Verzögerungen der Sprachentwicklung und der Denkleistungen wären typisch, zudem entwickeln sich soziale Fähigkeiten oft verzögert, so dass man von einer Art Autismus sprechen kann.«

Kinder, die keine regelmäßige Zuwendung bekommen, zeigen später nicht nur schwerwiegende Störungen im Gefühlshaushalt und im Verhalten zu anderen. Die Isolation beeinträchtigt auch ihre körperlichen Funktionen. Generell gilt: Vernachlässigte Menschen sind anfälliger für Krankheiten, ihr Abwehrsystem ist geschwächt.

Beruhigen und streicheln statt schreien lassen

> Wenn die Kranken schreien, die Ärzte gedeihen.
>
> *Anonym*

Wenn Eltern von ihren Kindern jede Nacht um den Schlaf gebracht werden, sind sie irgendwann zu fast allem bereit. Sie werden erfinderisch und leichtgläubig – bevor sie verzweifeln. Ein beliebter Rat lautet, die Kinder ruhig eine Weile schreien zu lassen. Angereichert ist diese Empfehlung mit allerlei schwarzer Pädagogik: Die Kinder würden ja nur aus Langeweile schreien und hätten durchschaut, dass sie mit dem Schreien erreichen, dass sich Mutter oder Vater sofort um sie kümmern. Ihr Schreien sei deshalb keine Notlage, sondern die reine Provokation. Zudem würden Kinder nur verzärtelt, wenn die Eltern sofort kommen. Und außerdem habe es noch niemandem geschadet, wenn er als Kind eine Zeitlang habe schreien müssen.

Diese Vermutungen sind allesamt falsch – und teilweise sogar schädlich für das Kind. Säuglinge können in den ersten Lebensmonaten schließlich zumeist noch nicht durchschlafen, zudem reicht die Nahrung in den ersten Wochen oft nicht für die ganze Nacht. Die meisten Säuglinge haben auch noch nicht gelernt, sich selbst zu beruhigen. Wie sie sich am besten ins Bett kuscheln oder den Daumen benutzen, das lernen sie erst später. Sie brauchen daher Trost und sanfte Berührungen – und keine Abhärtung in Isolationshaft. Wenn das Kind noch ganz klein ist, hilft es, sich vom Säugling abends zur Nachtruhe mit einer kleinen Streicheleinheit zu verabschieden, die an jedem Abend ähnlich ausfällt. Säuglinge haben noch kein Zeitgefühl, und ihr Tag-Nacht-Rhythmus bildet sich erst langsam aus. Für sie kommt der abendliche Moment, zu dem sie ins Bett gelegt werden, daher noch völlig überraschend, und es dauert eine Weile, bis sie sich daran gewöhnen, dass jetzt der Tag zu Ende sein soll. Eine freundliche Verabschiedung als regelmäßiges Ritual hilft ihnen dabei.

Bisher konnte keine Studie belegen, dass Kinder besser oder gar länger schlafen, wenn die Eltern sie zunächst eine Weile schreien lassen. Im Gegenteil: »Nach wie vor haben Eltern in Deutschland Angst, ihr Kind zu verwöhnen«, sagt Karl Heinz Brisch, Chef der Abteilung für Psychosomatik am Haunerschen Kinderspital der Ludwig-Maximilians-Universität München. »Dabei weiß man, dass Kinder auf lange Sicht länger schreien, wenn sie erst warten müssen, anstatt dass die Eltern prompt auf ihr Schreien reagieren.« Eine Studie von Ärzten aus Großbritannien und Dänemark hat das auf beeindruckende Weise gezeigt.[78] Sie ergab, dass Kinder nicht etwa früher mit dem Schreien aufhörten, wenn keine Hilfe kam. Sie kamen vielmehr aus dem Schreien gar nicht mehr heraus.

Der Rat von Ärzten ist daher eindeutig: Wenn Babys schreien, sollten Eltern sie nicht warten lassen, sondern umgehend beruhigen. »Schreien die Kinder, ist das ein für die Eltern deutlich zu lesendes biologisches Signal: Hier braucht es Achtsamkeit, Behutsamkeit und natürliches Interesse – schlicht Liebe«, sagt Florian Heinen, Chef der Abteilung für Neuropädiatrie und kindliche Entwicklung am Haunerschen Kinderspital. »Was es nicht braucht, ist eine Verunsicherung der Eltern und Küchenpsychologie. Das hat nur negative Folgen für beide Seiten.«

Natürlich ist die Reaktion auf das Geschrei immer auch vom Alter der Kinder abhängig – und vom Bauchgefühl der Eltern. Schmeißt beispielsweise eine Dreijährige immer wieder ihr Spielzeug vom Tisch und schreit dann in der Erwartung los, dass die Mutter oder der Vater es schon für sie aufheben werde, handelt es sich eher um eine Machtprobe. Das Kind will sehen, wie weit es gehen kann. Dann muss man als Eltern natürlich nicht sofort springen und auf die Provokation eingehen. Wenn aber wenige Monate alte Kinder schreien, weil sie nicht einschlafen können, loten sie keine Grenzen aus, sondern haben ein echtes Bedürfnis nach Nähe.

Karl Heinz Brisch führt die rigorose Einstellung mancher Eltern gegenüber kleinen Kindern auch auf krude Empfehlungen aus dem Dritten Reich zurück. »Das Buch von Johanna Haarer *Die deutsche Mutter und ihr erstes Kind* wurde von den Nazis jeder Mutter als Erziehungsratgeber an die Hand gegeben«, sagt Brisch. Dort stehe klar: Wenn ein Baby gewickelt und gefüttert ist, legt man es in sein Bett und geht die ganze Nacht auf keinen Fall mehr ins Zimmer, sonst wird das Kind verwöhnt. Schreie das Kind, kräftige das sogar die Lungen – Haarer war Lungenfachärztin. Von tröstenden Berührungen oder anderen Streicheleinheiten war dort nicht die Rede. In unseliger Tradition haben viele Mütter diese kinderfeindliche Haltung von Generation zu Generation weitergegeben. Zudem war Haarers Buch unter verändertem Titel bis in die 1980er Jahre im Handel. Und auch andere Ratgeber jüngeren Datums nahmen ihre oder ähnlich abweisende Empfehlungen auf.

Heute weiß man, dass Kinder mit dieser Form des Elternentzugs schon frühzeitig frustriert werden. »Wenn man sie schreien und lange allein lässt, lernen sie früh, auf ein Notfallprogramm im Gehirn umzuschalten, das analog dem Totstellreflex bei Tieren dem Überleben in absoluter Todesbedrohung dient«, sagt Brisch. Das Gehirn kann sich unter diesen Umständen nicht gut entwickeln, schon gar nicht lernt das Kind, mit Stress umzugehen und psychisch widerstandsfähig zu werden. Wie Belastungen am besten zu ertragen und abzumildern sind, erfahren Kinder schließlich am ehesten im Austausch mit einer nahen Person, an die sie sich sicher gebunden fühlen.

Werden sie hingegen allein gelassen, entwickeln auch Neugeborene und Säuglinge Gefühle wie Angst, Wut oder Trauer. Für das Kind bedeuten diese Emotionen puren Stress. Anders als die meisten Erwachsenen sind Kinder allerdings nicht dazu in der Lage, diese Ausnahmesituation alleine zu bewältigen. Im schlimmsten Fall drohen durch die Stresserfahrungen schon früh Angststörungen, Aggressionen oder Depressionen. Erst kürzlich konnte eine Arbeitsgruppe aus Stanford zeigen, dass der als »Angstzentrum« bekannte Mandelkern im Gehirn schon frühzeitig wächst, wenn Kinder immer wieder beängstigenden Situationen ausgesetzt waren.[79]

»Kinder brauchen verlässliche körperliche Nähe, um ihre seelischen Grundbedürfnisse zu befriedigen und Stress abzubauen«, sagt auch Fabienne Becker-Stoll, die Direktorin des Staatsinstituts für Frühpädagogik in Bayern. »Nur dann können sie sichere vertrauensvolle Bindungen zu ihren Eltern und später zu anderen Menschen aufbauen.« In SAFE-Kursen (»Sichere Ausbildung für Eltern«) bringen Karl Heinz Brisch und sein Team werdenden Eltern bei, wie sie feinfühlig auf die Signale ihres Kindes und natürlich auch auf das Weinen eingehen.[80]

Mittlerweile werden diese Seminare bundesweit angeboten. Die Nachfrage ist groß, denn viele Eltern sind sich nicht mehr sicher, wie sie mit ihren Kindern umgehen sollen, und haben Angst, etwas falsch zu machen. Kinderarzt Florian

Heinen sagt, worauf es ankommt und dass Eltern ruhig wieder stärker ihrem Bauchgefühl vertrauen sollten: »Wir würden gerne elterliches Selbstvertrauen verordnen, nicht elterliche Überreflexion.«

Auf den Arm nehmen
statt im Krankenbett allein lassen

> Die Seele ist ein Quell, der sich in Tränen offenbart.
>
> Miguel de Unamuno y Yugo

Der Psychiater David Servan-Schreiber berichtet in seinem empfehlenswerten Buch *Die neue Medizin der Emotionen* von einer Krankenschwester, die sich schon früh gegen den Trend der unpersönlichen Pflege gewehrt hat.[81] In den 1970er und 1980er Jahren hatte sich die Intensivmedizin so stark weiterentwickelt, dass die vielen medizinischen Interventionen zur Belastung für die Frühgeborenen wurden. Die Techniken wurden daraufhin so verändert, dass die Babys ohne körperlichen Kontakt betreut werden konnten – an vielen Brutkästen stand sogar das Schild: »Bitte nicht berühren«. Als ob es sich um gefährliche Raubtiere handeln würde, und nicht um verletzliche, hilflose kleine Menschen, die Zuwendung brauchten.

Die Frühgeborenen schrien und weinten in der Klinik – aber die Schwestern streichelten und trösteten sie kaum, denn es war ihnen ja untersagt. Trotz aller technischen Fortschritte gediehen die Kinder aber nicht richtig. Sie wuchsen kaum und wurden auch nicht gesünder. Es gab allerdings ein paar Ausnahmen; einige der Kinder erholten sich prächtig von den Belastungen ihrer frühen Geburt, ohne dass ein für die Ärzte erkennbarer Grund dafür bestand. Nach akribischen Nachforschungen stellte sich heraus, dass die Nachtschwester gegen die Vorschriften verstoßen und die weinenden Babys immer wieder getröstet, auf den Arm genommen und gestreichelt hatte.

Inzwischen werden in vielen Kliniken Intensivstationen für Frühgeborene anders geplant. So wird beispielsweise mehr Platz zwischen den Inkubatoren gelassen, damit die Bezugspersonen – meistens die Eltern – die Babys überhaupt berühren und streicheln können. »Die Hände der Eltern sind wichtiger als jede Kuscheldecke«, sagt Heidelise Als, die sich als Kinderpsychiaterin schon früh für eine kinderfreundlichere Umgestaltung der Krankenhäuser eingesetzt hat. »Jeder hat nur ein Gehirn im Leben. Es verdient es, dass man sich darum kümmert.«

Auch in Waisenhäusern, die in der Mitte des 20. Jahrhunderts nach modernsten Standards entworfen wurden, hatten die Pflegerinnen lange Zeit die Anweisung, die Kinder nicht zu berühren und nicht mit ihnen zu spielen – aus Furcht vor Ansteckung. Obwohl die Waisen ansonsten bestens medizinisch versorgt und ernährt wurden, starben 40 Prozent der Kinder, als ihre Einrichtung von den Röteln heimgesucht wurde. Außerhalb des Waisenhauses erlagen dieser zumeist harmlosen Infektionskrankheit nur weniger als ein Prozent der Kinder.

Es hat gedauert, und viele Kinder sind in Krankenhäusern behandelt oder in Waisenhäusern großgezogen worden, ohne dass sie ausreichend berührt und gestreichelt worden wären. Aber inzwischen hat sich die Erkenntnis durchgesetzt: Wer Kindern etwas Gutes tun will, der sorgt nicht nur für ausreichend Nahrung, medizinische Betreuung und Sicherheit, sondern kümmert sich auch darum, dass die Seele genügend Geborgenheit bekommt. Und dazu ist es nun mal notwendig, Kinder ab und zu auf den Arm zu nehmen oder zu streicheln. Berührungen tun aber nicht nur Menschen gut und beschleunigen die Entwicklung von Menschenkindern. Auch im Tierreich lässt sich dieser positive Effekt beobachten. Selbst bei den als nicht besonders attraktiv geltenden Kakerlaken führt Isolation zu einer Entwicklungsverzögerung, und die Tiere verkümmern. Erleben sie hingegen regelmäßig die Nähe ihrer Artgenossen und werden gestreichelt und an ihren als Antennen bezeichneten Fühlern berührt, profitieren sie körperlich davon und werden sogar schneller geschlechtsreif.[82] Offenbar wird durch die taktilen Reize die Hormonsekretion der Tiere stimuliert. Wird den Kakerlaken hingegen der Kontakt verwehrt, entwickeln sich auch ihre Eizellen langsamer.[83]

Erst fühlen, dann verstehen

> Man sollte nicht sprechen von der Kunst, glücklich zu sein, sondern von der Kunst, sich glücklich zu fühlen.
> *Marie von Ebner-Eschenbach*

Bekommen Kinder früh und viel Zuwendung, entwickeln sie sich schneller und umfassender – und zwar geistig wie körperlich. Kleinkinder registrieren viel mehr, als ihnen die meisten Menschen zutrauen. Je mehr Zuwendung die Eltern einem Kind schenken, desto aufnahmefähiger wird es. Dann lernt es zum Beispiel früher sprechen und entwickelt rascher soziale Kompetenzen. Haben Eltern und Kinder eine frühzeitig gepflegte liebevolle und stabile Beziehung, macht das die Kinder später widerstandfähiger gegen Stress und Depression und begünstigt zudem einen gleichmäßigeren Herzrhythmus, der sie als Erwachsene weniger anfällig für Infarkte macht.[84]

Da der Tastsinn der erste Sinn ist, der sich entwickelt, kann er auch schon früh stimuliert werden. »Das Neugeborene macht bereits umfangreiche haptische Erfahrungen und ist empfänglich dafür«, sagt Maria Hernandez-Reif von der Universität Alabama. Sie hat am Touch-Forschungsinstitut in Miami beobachtet, dass sich ein Frühgeborenen-Zwillingspaar zunächst schlecht entwickelte, als es getrennt behandelt wurde. Nachdem die beiden Geschwister zusammengelegt wurden, schlangen sie die Arme umeinander und erholten sich schneller. »Berührung ist die erste Sprache«, sagt Hernandez-Reif. »Verstehen kommt erst viel später als Fühlen.« Regelmäßige Berührung kräftigt bei Säuglingen die Knochen, beschleunigt die Entwicklung – zudem sind die Mütter dann weniger unruhig und depressiv, während beteiligte Väter so mehr Nähe entwickeln.

Auch die kognitive Entwicklung beginnt bei Kindern viel früher, als bisher angenommen wurde – und sie ist auch davon abhängig, wie oft und intensiv die Kinder berührt werden. Gisa Aschersleben von der Universität Saarbrücken hat 56 Mutter-Kind-Paare untersucht. »Kinder können schon im Alter von sechs Monaten einfache Handlungen als zielgerichtet verstehen«, sagt Aschersleben. Sie hat mit ihrem Team Kinder im Alter von zehn Monaten beobachtet und dabei erstaunt festgestellt, wie unterschiedlich Mütter mit ihren Kleinkindern umgingen. Manche Mütter streichelten und umsorgten die Kleinen intensiv und zeigten sich äußerst feinfühlig, während sie allein mit ihnen im Raum waren. Andere saßen nahezu teilnahmslos daneben und schauten lediglich zu, während ihr Kind Kontakt aufzunehmen versuchte. Die Tests haben ergeben, dass Kinder von aufmerksamen, sensiblen und liebevollen Müttern einfache Zusammenhänge – etwa ob schwere oder leichte Kugeln weiter von einer schiefen Ebene wegrollen können – besser verstehen als Kinder, deren Mütter eher abweisend waren und weniger auf die Kinder eingingen. »Zudem entwickeln sich Sprache, Ausdauer und soziale Kompetenzen besser, wenn Kinder sich sicher gebunden fühlen«, sagt Aschersleben.

Das Erstaunliche an den Untersuchungen von Aschersleben war, dass hier nicht Kinder aus »Problembeziehungen«, die vernachlässigt oder gar misshandelt wurden, in ihrem Verhalten beobachtet wurden. Vielmehr schienen alle Eltern ein gutes oder gar harmonisches Verhältnis zueinander und zu ihren Kindern zu haben. Nur ließen eben einige Mütter ihren Kindern viel Zärtlichkeit, Streicheln und andere freundliche Berührungen zukommen – und andere überhaupt nicht. Welche Folgen mag es dann erst haben, wenn Kinder geschlagen oder anderweitig gepeinigt werden und sich der Zuneigung ihrer Eltern nie sicher sein können?

Auch das Verständnis dafür, dass Handlungen emotional sind, ist bei Kindern offenbar schon sehr früh vorhanden. »Ein mentales Bewusstsein gibt es seit der Geburt«, sagt Maria Legersteef von der York-Universität Toronto. »Es wird durch Zuneigung verstärkt, und es ist besonders die mütterliche Sensibilität, die Kinder sozial und emotional macht.« Auch die Befunde anderer Forscher, etwa zur Entwicklung eines eigenen Selbstverständnisses, deuten darauf hin, dass Kinder früher Entwicklungsschritte vollziehen als bisher angenommen. »Im Vorschulalter sind die Förderprogramme eigentlich schon zu spät dran«, sagt Mechthild

Papousek von der Ludwig-Maximilians-Universität München. »In breiten Kreisen verstummt und verarmt die Kommunikation in den Familien, da muss man früher etwas tun.« Die bereits erwähnten, von Karl Heinz Brisch initiierten SAFE-Kurse (»Sichere Ausbildung für Eltern«) verfolgen die Absicht, die Bindung zwischen Eltern und Kindern von Anfang an zu stärken. Eltern können in den Wochen vor und nach der Geburt ihre Ängste verstehen und einen feinfühligen Umgang mit dem Baby lernen. »Kinder triggern manchmal traumatische Erfahrungen der Eltern und holen deren Geister aus dem Kinderzimmer hervor«, sagt Brisch. »Doch nicht die Methode entscheidet über den Therapieerfolg, sondern die Beziehung zum Therapeuten.«

»Erziehung ist die ganz normale Katastrophe«, sagt Remo Largo, der bekannte Buchautor *(Babyjahre, Kinderjahre)* von der Universitätskinderklinik Zürich. »Immer treten Konflikte auf, Kinder können ohne Konflikte gar nicht groß werden.« Man dürfe den Eltern daher nicht das Gefühl geben, schuldig zu sein, wenn das Kind manchmal nicht schläft, nicht isst, häufiger schreit oder ein auffälliges Sozialverhalten zeigt. Das sei natürlich kein Freibrief für Vernachlässigung. »Es ist wichtig, dass Kinder schon ganz früh eine Bezugsperson haben, die verfügbar ist, feinfühlig und verlässlich«, sagt Largo.

Die Spannbreite der kindlichen Entwicklung ist groß – Eltern sind oft in Sorge, dass ihr Kind sich nicht schnell genug entwickelt. Im Alter zwischen fünf und zwölf Jahren lernen Kinder, die Körpersprache und den Gesichtsausdruck bei anderen zu erkennen. Die individuellen Unterschiede sind enorm. Im Alter zwischen drei und sieben Jahren schärfen sich ihr nachahmendes Verhalten und die Orientierung an Vorbildern. »Wenn Sozialisation und Vorbildfunktion so wichtig sind, müssen wir mehr über uns Erwachsene reden, nicht nur über Kinder«, sagt Largo. Wenn das soziale Lernen zwischen zwei und sechs Jahren am stärksten ausgeprägt sei, könne es zudem nicht richtig sein, dass Mütter mit Kindern ständig nur allein zu Hause sind. Dann brauchen sie auch andere Bezugspartner, von denen sie Anregungen bekommen.

Den Schmerz selbst wegstreicheln

> Wenn unsere Lage wirklich glücklich wäre,
> müssten wir unsere Gedanken nicht durch
> Zerstreuungen davon ablenken.
> *Blaise Pascal*

Als Erstes tut immer der Bauch weh. Kinder merken oft zu Beginn ihres Unwohlseins in der Magengegend, dass es ihnen nicht gutgeht – auch wenn sich später herausstellt, dass sie an einer Erkältung oder Mittelohrentzündung leiden. Angst, Aufregung und Ärger spüren Kinder wie Erwachsene häufig ebenfalls im Bauch. Der Leib tut ihnen weh, es zieht und drückt und grummelt, wenn sie nicht in die Schule wollen, sich im Sportverein gehänselt fühlen oder andere Sorgen haben. Das hat nichts mit Simulation zu tun, die Schmerzen sind real. Wenn ich mich als Kind fürchtete, weil meine Eltern abends wegwollten, bekam ich sofort Bauchweh. Das war echt, und die Beschwerden verschwanden erst wieder, wenn ich mich beruhigt hatte – oder meine Mutter zu Hause blieb.

Bei bis zu 20 Prozent aller Kinder tut regelmäßig der Bauch

weh, ohne dass sich eine organische Ursache dafür finden lässt. Magen-Darm-Experten um Miranda van Tilburg von der University of North Carolina haben eine ebenso einfache wie praktische Methode gefunden, wie sich Kinder mittels ihrer eigenen Vorstellungskraft von den lästigen Beschwerden befreien können.[85] Mit Phantasie können Kinder ihr Bauchweh nämlich selbst lindern. Sie werden mit Hilfe einer von den Ärzten entwickelten CD dazu angeregt, an entspannende, angenehme Bilder zu denken und sich auf diese Weise angenehme Gefühle zu verschaffen.

Die Kinder in der Untersuchung waren zwischen sechs und 15 Jahre alt und litten immer wieder an Bauchschmerzen unklarer Ursache. Die Hälfte von ihnen nahm daraufhin an einem achtwöchigen Kurs teil, in dem sie sich beispielsweise vorstellen sollten, auf einer Wolke zu schweben und sich dabei zu entspannen. In einer anderen Sitzung stellten sich die Kinder ein warmes, hell leuchtendes Objekt vor, das in ihrer Hand schmolz. Anschließend legten sie sich die Hand mit dem warmen Etwas darin auf den Bauch, der auf diese Weise vor Schmerzen und anderen Störungen geschützt sein sollte.

Den Kindern machte es sogar Spaß, mit Hilfe der CDs ihr Bauchweh selbst zu kurieren. Nach eigenen Angaben verminderten sich bei 73 Prozent der Teilnehmer die Schmerzen um die Hälfte. In der Gruppe, die medikamentös behandelt wurde, berichteten hingegen nur 27 Prozent der Kinder von einer Linderung der Beschwerden. Lernten auch jene Kinder, ihre Vorstellungskraft gegen das Bauchweh einzusetzen, erlebten 58 Prozent eine Besserung ihrer Symptome.

Ein halbes Jahr nach Ende des Trainings ging es zwei Dritteln der Kinder immer noch besser. »Das Spannende an unserer Studie ist, dass die Kinder selbst dazu beitragen können, weniger Bauchweh zu haben«, sagt Hauptautorin Tilburg. »Die Methode hilft besser als die konventionelle Behandlung und ist zudem sehr kostengünstig.« Entspannungsübungen wie autogenes Training und Hypnose bedienen sich ganz ähnlicher Techniken. Mit Sätzen wie »Mein Bauch wird warm und weich« werden beispielsweise die eigenen Gefühle und Gedanken auf den Bauch gelenkt, und bei vielen Teilnehmern der Kurse stellt sich bald ein angenehmes Empfinden ein, das oft von einem wohlig-entspannten Glucksen begleitet wird. »Wir müssen mehr darüber wissen«, sagt der britische Magen-Darm-Experte David Candy, der Kinder erfolgreich mit Hypnose behandelt hat. »Das Problem ist schließlich sehr häufig, und viele Kinder können deshalb nicht in die Schule gehen.«

Um pure Einbildungskraft handelt es sich bei den wohligen Gefühlen für den Bauch übrigens nicht. Die Hand auf dem Bauch oder eine Wärmflasche tragen – ebenso wie die Vorstellung, dass der Bauch weich und warm wird – dazu bei, dass die Nerven für die inneren Organe aktiviert werden und positive Signale vermitteln. Auf Rückenmarksebene sind nämlich nicht nur die Nervenbahnen miteinander verschaltet, mit denen für ein Organ oder eine Körperregion die aktive Bewegung gesteuert und Lage, Berührung und Temperatur wahrgenommen werden. Vielmehr gehen von jedem Rückenmarkssegment auch Hautnerven ab, die in Wechselwirkung mit den anderen Neuronen stehen.

Genau ist noch nicht bekannt, wie diese Wechselwirkung funktioniert, aber auf diese Weise kommt es zu Missempfindungen an und auf der Haut, wenn ein Organ krank oder beeinträchtigt ist – der typische Schmerz in Kinn, Hals und linkem Oberarm beim Herzinfarkt erklärt sich beispielsweise daher, dass die nervale Hautversorgung dieser Region mit den Nerven in Kommunikation tritt, die das Herz versorgen. Umgekehrt wirken sich Berührungen der Haut eben auch auf die Funktion und den Zustand der Organe aus.

Erfolg durch Berührung

Bei den erstaunlich hilfreichen Wirkungen angenehmer Berührungen ist es nicht verwunderlich, dass sie auch in Bereichen positive Folgen haben, in denen man es nicht unbedingt erwartet. Nicht nur in der Beziehung und in der Medizin zeigt sich das, sondern auch im Sport oder beim Lernen – und sogar in der Kneipe und an der Bar.

Wenn die Gäste in der Bar mehr trinken, weil sie öfter angefasst werden, oder ein Team, das sich immer wieder handgreiflich aufmuntert, von Sieg zu Sieg eilt, stellt sich allerdings die Frage nach Henne oder Ei: Fühlen sich die Menschen in der jeweiligen Umgebung wohl und fassen sich deshalb beim Drink oder während des hitzigen Matches häufiger an, oder sind es die Berührungen, die den Zusammenhalt und das gute Gefühl erst auslösen?

Wie auch immer die Antwort auf diese Frage ausfällt: Wissenschaftler sind sich inzwischen einig darüber, dass als angenehm empfundene Berührungen eine Stimulation für Körper und Geist darstellen und daher das Leistungsvermögen steigern können.

Im Sport den Sieg mit Händen greifen

> Vom Feeling her hab ich ein gutes Gefühl
> *Andreas Möller, Fußballer*

> Ich musste den Ball immer wieder streicheln
> *Andrea Pirlo, Fußballer*

Die Szenen sind jedem Fußballfan zur Genüge bekannt. Und auch der gelegentliche Zuschauer der »Sportschau« oder von Fußball-Länderspielen kennt das: Nach dem Torerfolg umarmen sich die Spieler nicht nur innig, sondern da wird geknuddelt und geküsst und geherzt, dass so manche Liebespartner der Kicker neidisch werden könnten. Der Höhepunkt der Körperlichkeit ist aber sicherlich die Spielertraube, bei der sich die ganze Mannschaft auf den Torschützen wirft und noch einer und noch einer auf den Menschenberg aufspringt, bis sich der bange Betrachter fragt, ob der Athlet gleich durch die Zärtlichkeiten und die Rauflust erdrückt wird.

Aber nicht nur beim Torjubel kommen sich die Spieler erstaunlich nahe. Auch zwischendurch wird bei vielen Mannschaftssportarten zur Aufmunterung umarmt, geherzt oder ein Klaps auf den Po verteilt. Schon vor dem Anpfiff stehen Spieler Arm in Arm beieinander oder nehmen den Kopf des anderen in beide Hände. Die Berührungen sind allerdings unterschiedlich behutsam. Der langjährige Bayern-Torwart und Nationalkeeper Oliver Kahn war beispielsweise dafür bekannt, Mitspieler wie Gegner schon mal in den Schwitzkasten zu nehmen, sie in den Hals zu beißen oder ihnen an die Gurgel zu gehen.

Ob zärtlich oder rauhbeinig: Das körperliche Verhältnis der

Sportler zueinander ist aber auf jeden Fall ungewöhnlich innig, denn selbst dem Gegenspieler wird zwischendurch nicht nur der Ball abgekämpft, sondern auch mal der Arm um den Hals gelegt oder aufmunternd auf die Schulter geklopft – und hinterher tauscht man bereitwillig das durchgeschwitzte Trikot.

Die Berührungen der Sportler untereinander sind aber nicht nur ein eingeübtes körperliches Ritual bei einem körperbetonten Spiel, bei dem sich – wie bei der kindlichen Rauferei – die Kombattanten untereinander immer wieder nahe kommen, rangeln, stoßen, schubsen und wieder vertragen. Körperliche Nähe innerhalb einer Elf trägt offenbar auch zum Erfolg eines Teams bei. Der gute Zusammenhalt ist wohl wortwörtlich zu verstehen.

Wissenschaftler haben ausgewertet, in welchem Verhältnis die Häufigkeit und Intensität der Berührungen zu den Ergebnissen einer Fußballmannschaft steht. Während der Fußballweltmeisterschaft 1998 in Frankreich gewannen die Forscher verblüffende Erkenntnisse: Die Spieler, die sich am häufigsten und ausdauerndsten während des Turniers berührten, wurden am Ende auch Weltmeister. Angeführt von Zinédine Zidane, Laurent Blanc und Thierry Henry gelang der Équipe tricolore der langersehnte Titelgewinn – und der Champion vollbrachte dabei nicht nur die meisten gelungenen Pässe und Ballkontakte, sondern er war auch führend in der Zahl der Körperkontakte. »Berührungen können als kurze Signale das Teamgefühl stärken und das Leistungsvermögen steigern«, sagt der Hirnforscher Martin Grunwald, der an der Universität Leipzig das Haptik-Labor leitet und Berührungen erforscht. Und wer sich häufiger berührt, so der Wissenschaftler, der kann eben auch mehr leisten.

Bleibt dennoch die Frage nach dem, was zuerst da war: Henne oder Ei. Denn ob der gute Teamgeist der französischen Mannschaft dazu führte, dass sich die Spieler so oft berührten wie keine andere Elf, oder ob die häufigen Berührungen dazu beitrugen, dass die Kicker noch engagierter, leidenschaftlicher und letztlich erfolgreicher spielten, konnten die Forscher nicht herausfinden.

Vor diesem Hintergrund ist es wohl kein Zufall, dass eine körperliche Geste im Verlauf des Turniers besonders berühmt wurde und bis heute nicht nur im kollektiven Gedächtnis des Franzosen haften blieb: Abwehrspieler Laurent Blanc hatte seinen Torhüter Fabien Barthez direkt vor dem Spiel immer wieder auf dessen »göttliche Glatze« geküsst, um »das Glück der Fußballgötter« zu beschwören. Gelegentlich küsste Blanc den Keeper Barthez auch nach einer gelungenen Parade. Nach dem gewonnenen Endspiel – bei dem Blanc allerdings gesperrt war – nahm der französische Staatspräsident Jacques Chirac dieses Ritual auf und gratulierte zum Gefallen seiner Landsleute Barthez zum Titelgewinn ebenfalls mit einem Kuss auf das kahle Haupt.

Auch in anderen Sportarten gibt es einen Zusammenhang zwischen Berührung und Erfolg. Ein Psychologenteam von der Universität Berkeley zeigte in der Basketballsaison 2008/09, dass jene Teams in der Eliteliga NBA mehr Erfolg hatten, die sich häufiger untereinander berührten.[86] Dass Berührung im Mannschaftssport offenbar zum Erfolg beiträgt, zeigte sich besonders bei jenen Teams, die sich schon zu Beginn der Saison häufiger anfassten. Auch wenn die Wissenschaftler versuchten, ähnlich gute Spieler und Teams sowie die voraussichtliche Entwicklung einer Mannschaft aus den Ergebnissen der Vorjahre zu berücksichtigen, ergab sich, dass sich der Erfolg besonders bei jenen einstellte, die körperlich nah beieinander waren.

Vermutlich sind die häufigen Berührungen sowohl ein Ausdruck des Zusammenhalts als auch des Teamgeists und geben einen Hinweis darauf, wie sehr sich die Mannschaft füreinander einsetzt und sich unterstützt, auch wenn es einmal nicht so gut läuft und Niederlagen drohen. Bisher gibt es allerdings wenige Untersuchungen in anderen Mannschaftssportarten – interessant wäre auch der Vergleich mit Individualsportlern, die vor dem Wettkampf von ihren Betreuern mehr oder eben weniger berührt werden.

Lernen und begreifen

Vieles hätte ich verstanden, wenn man es mir nicht erklärt hätte.
Stanislaw Jerzy Lec, polnischer Lyriker

Man begreift nur, was man selber machen kann,
und man fasst nur, was man selbst hervorbringen kann.
Johann Wolfgang von Goethe

Wer etwas begreift, begreift es auch schneller. Wer etwas mit eigenen Händen berührt, nimmt es auch besser in sich auf, dem wird und bleibt es vertrauter. Zwar sind die Hände besonders gut zum Anfassen und Begreifen geeignet, aber auch mit anderen Körperteilen sind ertastende Berührungen gut möglich, besonders mit der Zunge. So ist von Thoralehrern die Geschichte überliefert, dass sie den Kindern aus Holz geschnitzte und mit Honig bestrichene hebräische Buchstaben gaben, die von den Schülern dann abgeleckt wurden. Manchmal wurden die Buchstaben auch gebacken. Ein schönes Bild. Die Kinder sollten auf diese anschauliche und

berührbare Weise die hebräischen Buchstaben lernen – und nebenbei merken, so die jüdische Überlieferung, wie süß Gottes Wort sich in der Thora offenbart.
Die Körperbewegung des Berührens und Anfassens ist sogar dann hilfreich, um etwas zu begreifen, wenn gar nichts zum Anfassen da ist. Die Psychologin Susan Wagner Cook von der Universität Iowa hat zusammen mit Kolleginnen von der Universität Chicago gezeigt, dass sich die Gedächtnisleistung von freiwilligen Probanden deutlich verbessert, wenn diese nicht nur über einen Vorgang reden, sondern ihn auch gleichzeitig mit Gesten begleiten.[87] So wurde den Teilnehmern beispielsweise ein Polizist gezeigt, der einen Eimer wegschleudert, oder ein Mann, der ein Huhn in Richtung eines Gerüsts trägt. Eine Taube, die in eine Schubkarre fliegt, war ebenso zu sehen wie ein Jogger, der seine Zehenspitzen berührt.
Doch egal, ob Tier oder Mensch oder Dinge gezeigt wurden: Im Anschluss an die verschiedenen Filmsequenzen, die sie gesehen hatten und über die sie anschließend reden sollten, erinnerten sich jene Teilnehmer, die einige der Situationen mit den Armen (oder auch anderen Teilen ihres Körpers) nachgestellt hatten, besser als die Probanden, die weitgehend bewegungslos blieben, wenn sie die Szenen aus ihrem Gedächtnis holen sollten. Auch drei Wochen später ergab sich das gleiche Muster in der Gedächtnisleistung.
Ähnliches ist von Sportlern bekannt, die den Bewegungsablauf in ihrer Disziplin vor dem Wettkampf noch einmal nachvollziehen und innerlich durchgehen. Sie empfinden beispielsweise die Kurven beim Riesenslalom oder auf der Formel-1-Strecke nach oder imaginieren sich in die Schwünge und Griffe am Reck. Wer auf diese Weise vor-

bereitet an den Start geht, erzielt bessere Erfolge, weil das Gehirn und der Körper bereits auf die Bewegungen abgestimmt sind.

Berührung stärkt die Dorfgemeinschaft

> Man kann vieles unbewusst wissen,
> indem man es nur fühlt, aber nicht weiß.
>
> *Fjodor Michailowitsch Dostojewski*

Wenn es darum geht, Mitgefühl zu zeigen und sich als Teil einer Gemeinschaft zu verstehen, reagieren Männer und Frauen unterschiedlich. Männer zeigen fast ausschließlich Empathie für diejenigen, die sich fair und untadelig verhalten, echter Sportsgeist eben. Verräter und unfaire Zeitgenossen dulden sie nicht. Frauen leiden zwar auch stärker mit den Gerechten, aber in erheblichem Maße verspüren sie ebenso Mitgefühl mit den Fieslingen, wie Untersuchungen gezeigt haben, in denen faire und unfaire Teilnehmer eines Spiels hinterher belobigt oder bestraft werden sollten.

Vielleicht ist es ein sinnvolles Muster, auch Mitgefühl mit den Fehlbaren zu zeigen, um den Zusammenhalt einer Gemeinschaft auch dann zu sichern, wenn ein Einzelner Fehler macht. Berichte vom Stamm der Babemba, der in Sambia heimisch ist, legen diesen Schluss nahe. Tut einer der Dorfbewohner etwas Unrechtes, folgt ein seit langem eingeübtes Ritual. Zunächst bilden alle anderen einen Kreis, in dessen Mitte sich der Übeltäter stellen muss. Im Kreis fassen sich die Babemba dann eng an den Schultern – wer sich anfasst, gehört zur Gemeinschaft und ist mit den anderen verbunden.

Der Übeltäter muss hingegen allein und ohne Halt in der Mitte des Geschehens stehen.
Man könnte Übles für ihn befürchten. Denn die Kreisformation um einen Einzelnen ist die seit Jahrtausenden bekannte Aufstellung, in der aus der Gemeinschaft Ausgestoßene – je nach Geschmack – gesteinigt, verprügelt oder anderweitig gelyncht werden. Alle auf einen, der dann natürlich keine Chance hat. Nicht so bei den Babemba. Der Einzelne, der einen Fehler gemacht hat, wird nicht etwa bestraft oder beschimpft, sondern so lange von seinen Nachbarn an seine guten Eigenschaften erinnert, bis er wieder mit einem angenehmen Gefühl in die Dorfgemeinschaft zurückkehren und von dieser aufgenommen werden kann.
»Du bist ein guter Sohn«, »Du bist ein hilfreicher Freund« – solche Sätze bekommt der sündige Nachbar während der Zeremonie von den anderen Bewohnern seiner Siedlung zu hören. Gerade in dörflichen Lebensformen, die stark aufeinander angewiesen sind, ist es für alle wichtig, dass die Gruppe zusammenbleibt und nicht auseinanderfällt.
Aus evolutionärer Sicht ist das ein äußerst sinnvolles Muster: Wenn es zu den Zeiten unserer Urahnen (oder heute noch bei naturnahen Stämmen) um das blanke Überleben der Gruppe ging, die schon genug damit zu tun hatte, Nahrung zu beschaffen und sich gegen gefährliche Tiere oder feindliche Angriffe zu verteidigen, mussten alle an einem Strang ziehen. Wer den Zusammenhalt stört, kann ausgeschlossen und im Extremfall sogar getötet werden – oder er wird wieder resozialisiert und in die Gruppe aufgenommen, was den Vorteil hat, dass sie nicht bei jedem Verstoß eines Mitglieds kleiner wird.
Doch zurück zu den Babemba: Kann der Übeltäter ertragen, dass ihm im Kreis seine guten Eigenschaften zugerufen wer-

den, und das Lob annehmen, ist er in doppeltem Sinne wieder in die Dorfgemeinschaft aufgenommen: Er gehört wieder dazu, und als erstes Zeichen kann er sich in den Kreis seiner Mitbewohner einreihen und mit ihnen den Schulterschluss üben – dabei lässt er sich berühren und berührt sie.

Hand drauf – noch ein Bier, Fräulein

> Die kleine Kneipe in unserer Straße,
> da, wo das Leben noch lebenswert ist.
> *Peter Alexander*

Ein guter Barmann weiß, wie er mit seinen Gästen umgehen muss. Ebenso wie der erfahrene Gastwirt oder Restaurantbetreiber stellt er nicht nur Speis und Trank für seine Klientel bereit, für viele Kunden ist er auch Beichtvater, Seelsorger und Therapeut zugleich. Eine Vertrauensperson, bei der man sich geborgen fühlt und die von jedem einzelnen der Stammgäste weiß, wie sie ihn zu nehmen hat. Häufig sind die Männer und Frauen hinter der Theke in ihrem Verhalten sehr körperlich und kommen ihren Gästen immer wieder nahe. Sie verteilen schon mal einen aufmunternden Klaps, legen den Arm um den Hals oder bieten eine starke Schulter, an der man die schlimmsten Sorgen loswerden kann.

Derartige Berührungen stiften Nähe – und sie wirken sich erstaunlicherweise sogar auf das Trinkverhalten der Gäste aus. Dabei geht es nicht um anzügliche oder erotische Berührungen, die ein Versprechen auf mehr zu sein scheinen, sondern um den mehr oder weniger flüchtigen Kontakt an der Hand, am Arm oder am Rücken. Psychologen der Virginia Commonwealth University in Richmond haben dazu Untersuchungen in einer Kneipe ausgewertet und gezeigt, dass Kneipenbesucher mehr trinken, wenn sie zwischendurch berührt werden.[88]

An der Studie nahmen 96 Männer und 48 Frauen teil. Wurden die Gäste von der Bedienung in der Kneipe häufiger beiläufig angefasst, bestellten sie auch öfter alkoholische Getränke und tranken insgesamt mehr. Hierbei handelt es sich nicht um eine Form der versteckten »Anmache« von Kumpels, denn die Ergebnisse galten unabhängig vom Geschlecht und von der Begleitung, das heißt, sowohl Männer, die gemeinsam mit Männern in die Bar gegangen waren, als auch Paare bestellten häufiger Nachschub – obwohl in jeder Konstellation insgesamt die Männer mehr tranken als die Frauen.

Offenbar vermitteln die Berührungen das Gefühl von Vertrautheit und Entspannung, auch wenn sie von Fremden kommen. Dies gilt sogar, wenn der eigene Partner anwesend ist. Wer sich aufgehoben und wertgeschätzt fühlt, hat offenbar auch die Neigung, mehr zu trinken und sich eher dem Alkohol hinzugeben, und bestellt bereitwillig noch ein Bier.

»Das Gleiche wie immer!« – Berührungen an der Bar

> Es gibt Psychologen, die in einer kurzen
> weißen Jacke arbeiten – hinter einer Bar.
> *Robert Lembke*

Barmänner und Kellnerinnen kennen zahlreiche Tricks, wie sie die Gäste dazu verleiten, mehr Trinkgeld zu geben. Wenn weibliche Bedienungen ein tief ausgeschnittenes Dekolleté tragen, charmant mit ihren männlichen Gästen flirten und sich auch sonst sehr bemüht um das Wohl ihrer Gäste zeigen, trägt das bekanntermaßen zu höheren Einnahmen bei. Wissenschaftler der Cornell University in Ithaca haben zudem gezeigt, dass das Trinkgeld bei blonden, jungen Frauen, die groß gewachsen sind und eine stattliche Oberweite aufweisen, am höchsten ausfällt. Im Gegensatz dazu war es bei Damen mit zunehmendem Alter, dunkleren Haaren und weniger üppigen Formen auch weniger üppig bemessen.[89] Männer sind manchmal aber so was von leicht zu durchschauen.

Doch auch die männlichen Servicekräfte in Restaurants können durch ein ebenso zugewandtes wie verbindliches Auftreten mehr verdienen. Entscheidend für die Höhe der Zuwendungen ist der Eindruck der Gäste, willkommen zu sein und sich wohl zu fühlen. Aus früheren Untersuchungen ist zudem bekannt, dass Kellnerinnen mehr Trinkgeld bekommen, wenn sie rote Kleidung tragen – unabhängig davon, wie aufreizend das T-Shirt oder die Bluse geschnitten ist.[90] Im Vergleich zu identisch geschnittenen gelben, blauen, weißen, grünen und schwarzen T-Shirts fiel das Trinkgeld um bis zu ein Drittel höher aus, wenn die Bedienungen Rot trugen. (Das gilt übrigens auch für Kellner, die rote Westen tragen.)

In einer entsprechenden Untersuchung stieg die Summe um 14,6 bis zu 26,1 Prozent bei insgesamt 418 männlichen Gästen, wenn die Damen, die sie bedienten, ein rotes Oberteil trugen. Andere Kleidungsfarben machten hingegen keinen Unterschied. Die Wirkung beschränkte sich allerdings auf Männer, genauer: auf Männer, die nicht in Gesellschaft waren, sondern allein in dem Restaurant saßen und aßen. Die 304 Frauen, die im Untersuchungszeitraum ebenfalls in den

Restaurants zu Gast waren, gaben nicht häufiger oder großzügiger Trinkgeld, wenn sie von rot gewandeten Damen bedient wurden.

Wesentlichen Einfluss auf die Höhe des Trinkgelds hat es aber auch, wenn der Kellner oder die Kellnerin den Gast immer mal wieder beiläufig berührt. Es geht einfach um einen Kontakt, der Nähe herstellt und das Gefühl von Geborgenheit vermittelt. Den Gast lässt das gleich tiefer in die Tasche greifen. Berührungen heben seine Stimmung, er fühlt sich besser und gut aufgehoben und wird großzügiger – das Gleiche gilt erstaunlicherweise, wenn der Barkeeper oder die Kellnerin einen Smiley oder eine freundliche Sonne auf die Rechnung malt – zumindest, wenn diese Aktion an einem sonnigen Tag stattfindet.[91]

Es geht dabei gar nicht um große Beträge; die Untersuchung wurde in Frankreich durchgeführt und ausschließlich bei Kunden, die in der Bar lediglich einen Espresso bestellten. Das gute Gefühl und die angenehme Atmosphäre, die durch etwas so Simples wie die Sonne versinnbildlicht wurde, trugen aber dazu bei, dass die Gäste häufiger und höhere Summen Trinkgeld hinterließen.

Vermittelt wird das Gefühl, sich heimisch und vertraut zu fühlen, wieder einmal durch das »Bindungshormon« Oxytocin. Oxytocin stärkt nicht nur das Nähebedürfnis, sondern auch das Vertrauen. In Tests zeigte sich, dass freiwillige Teilnehmer, die sich Oxytocinspray in die Nase sprühten, eher bereit waren, fremden Menschen Geld zu leihen. Diese Wirkung hielt sogar an, wenn es Anzeichen dafür gab, dass die Fremden unzuverlässig und unfair handelten.

Berührende Geschäftsideen

Theodore Twombly: »Ich wünschte, ich könnte dich umarmen.
Ich wünschte, ich könnte dich berühren.«
Samantha, weibliche Computerstimme:
»Wie würdest du mich berühren?«
»Her«, Film von Spike Jonze über die Liebe
zu einer weiblichen Computerstimme

Wie tief Berührungen gehen, was sie bei Menschen auslösen und welche positiven oder negativen Wirkungen sie haben können, ist inzwischen auch in verschiedenen Industriezweigen erkannt worden. Die PR-Branche will beispielsweise nicht mehr allein die Augen und Ohren potenzieller Kunden ansprechen und setzt daher vermehrt auf die Haptik. Die Menschen sollen über Berührungen Interesse für neue Produkte entwickeln – oder das Gefühl haben, ein beworbenes Objekt unbedingt anfassen zu wollen.

Was in der Werbeindustrie noch als neues Tätigkeitsfeld betrachtet wird und erst mit zaghaften Versuchen beginnt, ist in der IT-Branche und der Unterhaltungsindustrie hingegen längst etabliert. Der Siegeszug mancher Smartphones und Tablet-Computer ist wohl vor allem ihrer leichten Bedienbarkeit zu verdanken – und den schmeichelnden, streichelnden Bewegungen, die für viele Funktionen notwendig sind. Zudem wird bei einigen IT-Produkten der wohl naheliegendste Berührungsimpuls angesprochen, den es im Organismus gibt.

Der geniale Fingerzeig: iPhone, iPad, iPod

> Zum Entsperren streichen/Slide to unlock
> *Nutzeranweisung auf jedem iPhone, iPad oder iPod*

Es ist ungewiss, ob Steve Jobs, der gottgleich verehrte Guru der IT-Branche, wirklich ahnte, was er da tat. Hat der Mann, dessen Mythos nach seinem Tod 2011 noch weiter wuchs, tatsächlich von den besonders flinken Verschaltungen im motorischen Kortex gewusst? Hatte er Kenntnis von den besonders rasch leitenden Nervenbahnen, die schneller als andere Übertragungswege im Körper eine Bewegung von Zeigefinger und Daumen ans Gehirn weiterleiten? Wohl kaum.
Trotzdem etablierte der Chef von Apple die Wischbewegung auf dem iPhone als universelle Bewegungsmatrix des modernen Menschen bei jedweder Form der elektronischen Kommunikation, als er bei einer seiner legendären Ansprachen im Jahre 2005 die neuen, kleinen digitalen Alleskönner vorstellte. Oder gibt es in den Entwicklungszentralen von Apple & Co. vielleicht ein Team überragender Neurowissenschaftler, die nur damit beschäftigt sind, herauszufinden, welche Fingerübungen und Bewegungen dem menschlichen Gehirn am nächsten sind und uns intuitiv von der Hand gehen? Auf diesen Gedanken könnte man schon kommen, wenn man sich die unheimliche Erfolgsgeschichte der iHelferlein anschaut.
Es gehört mittlerweile zu den populären urbanen Legenden, dass es immer wieder Dreijährige geben soll, die zu Gast bei Freunden oder Verwandten sind und dann staunend vor einem Fernseher oder Computer sitzen und ihn mit der für so viele Apple-Produkte typischen Wischbewegung anzuschal-

ten versuchen. Nichts tut sich, aber die Kinder wischen wieder und wieder auf dem Bildschirm herum. Neben dem Stolz der Eltern, die solche Geschichten von ihren aufgeweckten Sprösslingen berichten, spricht aus solchen Erzählungen wohl vor allem die Begeisterung darüber, dass auch die Kleinen schon erkannt haben, auf welche Bewegungen und Fingerzeige es in der digitalen Welt besonders ankommt.
Natürlich ist hier neben der Faszination für die kleinen Blitzmerker auch der Nachahmereffekt von Bedeutung, denn die Kinder übertragen eine Geste, die sie von ihren Eltern und den älteren Geschwistern kennen oder selbst zu Hause an anderen technischen Geräten bereits erprobt haben, auf etwas Neues.
Originell – oder vielmehr: ein weißer Schimmel ist in diesem Zusammenhang, dass die avancierteste Form des iPod noch auf den Zusatznamen »Touch« getauft ist. Eine geradezu ironische Doppelung, denn welches iGerät ließe sich schon ohne intensive Streich- und Wischbewegungen bedienen?

Berührung und der schnellste Draht zum Gehirn

> Gehirn: ein Organ, mit dem wir denken, dass wir denken.
> *Ambrose Bierce*

Dass zum Bedienen von Smartphone und Tablet eine typische Bewegung der Finger ausgeführt wird, ist alles andere als Zufall, denn die Streich-Haltung zwischen Daumen und Zeigefinger ist das evolutionsbiologisch wohl älteste errungene Bewegungsmuster des Menschen. Keine motorisch ge-

lenkte Aktion des Körpers ist entwicklungsgeschichtlich so früh im Gehirn angelegt wie die Bewegung des menschlichen Zeigefingers und das Zusammenspiel von Zeigefinger und Daumen beim sogenannten Pinzettengriff. Auch unsere nächsten Verwandten, die Affen, beherrschen diesen zutiefst humanen Fingerzeig entweder gar nicht – oder nicht so subtil und formvollendet wie die Menschen.
Neurowissenschaftler wie Florian Heinen vom Haunerschen Kinderspital der Universität München sprechen deshalb in ihrer Einschätzung von Tablet und iPhone nicht nur von einer Erfindung, sondern von einer »großen Entdeckung« – weil bei keinem anderen technischen Gerät die schnellste Verbindung zwischen Information und Hirn, der Zeigefinger, so umfassend gebraucht wird und zum Einsatz kommt.[92] Kinder lernen auf diese Weise offenbar leichter – und neues Wissen wird ihnen schneller und einfacher zugänglich gemacht. Die immer wieder notwendige Berührung vom Zeigefinger beim Streichen über das technische Gerät bezeichnet Heinen als eine Art Kontinuum, als einen »überspringenden Funken zwischen Zeigen, Berühren und Verfügen«.
Neuroforscher haben gezeigt, dass das Gehirn schon sehr viel früher sehr viel mehr kann, als Wissenschaftler lange gedacht haben. So besitzen bereits Kleinkinder von ihren neurologischen Verschaltungen her die Fähigkeit, besonders schnelle motorische Leistungen auszuführen und zu verarbeiten, ohne dass sie dieses Potenzial aber schon ausnutzen.[93] Besonders die Verbindung zwischen Gehirn und Zeigefinger ist die früheste feste Verdrahtung, und noch dazu feuert sie mit einer besonders großen Leitungsgeschwindigkeit von mehr als 55 Metern pro Sekunde.
Dazu passt, dass der Zeigefinger in seinem Zusammenspiel mit dem Daumen die größte Flexibilität und Eigenständig-

keit besitzt – auch bei Erwachsenen ist er besonders hervorgehoben und wird gerne benutzt: zum Drohen, zum Erklären, zum Ermahnen und gerne auch während der politischen Deklamation (in jüngerer Vergangenheit besonders deutlich bei Barack Obama) oder auch als kunsthistorische Ikone, wie etwa in dem Bild »Die Erschaffung des Adam« von Michelangelo.

Im Gehirn mit seinen bei Erwachsenen etwa 100 Milliarden Nervenzellen gibt es trotz aller Komplexität ein schnelles, einfaches und vor allem direktes System, in dem sich schon ganz früh die Verbindung von Gehirn und Hand zeigt: Die cortico-spino-muskuläre Verbindung zum Zeigefinger.

»Lange bevor die Wörter Kakao, Becher, Milch, Küche, Regal, Mama und Durst richtig zu einem Satz zusammengesetzt werden können, vermag das eineinhalbjährige Kind präzise seinen konkreten Wunsch seiner Umwelt unmissverständlich mit dem Finger zu vermitteln«, schreibt Heinen.

Bei den technischen Neuerungen aus der Apple-Riege geht es Heinen zufolge nicht nur um eine lineare Weiterentwicklung der IT-Industrie, die weitere Geräte auf den Markt bringen will, mit denen man schneller, höher, weiter – oder vielmehr: schneller, besser, kleiner – arbeiten kann. Vielmehr sei »aus dem Zeigegerät Maus das Zeigegerät Finger« geworden. Mit dem Finger als »digitalem Dirigierstock« wird Wissen mittels Berührungen zugänglich, werden Apps intuitiv geöffnet und mit Hilfe des Pinzettengriffs die Ansichten wie gewünscht vergrößert oder verkleinert oder gelöscht.

Suchen, finden, genauer anschauen, aber auch kopieren oder verwerfen werden über die Berührung mit dem Zeigefinger gesteuert, der dadurch eine ungeahnte Bedeutung wiedergewinnt. Erstaunlicherweise lassen sich auch Menschen, die ansonsten skeptisch gegenüber technischen Neuerungen sind, schnell von dem einfachen Wisch-und-weg-Prinzip überzeugen. Man muss dazu nicht viel verstehen und auch nicht einüben und braucht erst recht keine nervigen Belehrungen von Computer-Nerds. Die Bewegung ist dem menschlichen Wesen offenbar tief eingeschrieben.

Digitale Lesegeräte erfreuen sich wahrscheinlich auch deswegen einer erstaunlichen Popularität, weil die mit dem Finger dirigierte Zurichtung der Lektüre nach Größe, Schrift und Form nicht nur individuell auf jeden Lesegeschmack abgestimmt werden kann, sondern weil diese Art des Lesens eben auch einen sinnlichen Berührungsimpuls einschließt, der intuitiv von der Hand geht, aus der vorsprachlichen Welt des Begreifens stammt und zu dem eben auch eine zutiefst sinnliche-sensorische Erfahrung gehört.

Reklame, die alle Sinne anspricht: haptische Verkaufshilfen

> Verkaufen heißt, dem Kunden zu helfen, das zu bekommen, was er braucht, und ihm dabei ein gutes Gefühl zu vermitteln.
> *Ron Willingham*

Die Werbeindustrie hat inzwischen erkannt, dass sie nicht auf alle Sinne gleichermaßen gesetzt hat, um die immer neue Sehnsucht nach der Unverwechselbarkeit von Produkten und einmaligem Markenbranding zu befriedigen. Während Kunden mit Bildern und Musik massiv überreizt wurden, wurde die haptische Wahrnehmung, das heißt der Tastsinn, bisher kaum ausgereizt. Mittlerweile gibt es in der PR-Branche etliche Initiativen, dies zu ändern. Gut möglich, dass die visuelle Dauerberieselung mit Bildern von der sprichwörtlichen »Rama-Familie« oder dem luftigen Leben am Strand die Werbemacher inzwischen genauso anödet wie der längst als »Fahrstuhlmusik« denunzierte Einheitsbrei, der ständig in Kinospots, Kaufhäusern und etlichen Hotels aus den Lautsprechern tönt.

Nicht nur als Strategieentwickler für die Werbebranche, sondern auch als »Vollblut-Haptiker« bezeichnet sich Karl-Werner Schmitz. Unter dem Motto »5 Sinne verkaufen mehr« will Schmitz der PR-Branche vermitteln, dass sie neue Wege der Vermarktung finden soll. »Wer Menschen von heute für sich gewinnen will, muss auffälliger sein und gezielt mehr Sinne in den Kommunikationsprozess mit einbinden«, behauptet Schmitz. »Tasten, also die Haptik, bietet sich fast immer an, aber auch Riechen und Schmecken sind heute die Chance, den Kunden zu überzeugen und Marktanteile zu gewinnen.«

Über seine Homepage bietet Schmitz »haptische Verkaufshilfen« an, beispielsweise das Modell »Haptischer Vorsorgebaum« für 39 Euro (»17,5 cm hoch und 14,5 cm breit. Es ist aus Holz und besteht aus insgesamt 5 verschieden gefärbten Teilen«). Das bunte Bäumchen, das direkt aus einem Öko-Spielzeugladen zu stammen scheint, soll den geringfügigen Anteil der gesetzlichen Rente in der Baumkrone des Lebens verdeutlichen. Damit dient es laut Schmitz »der Sensibilisierung der Kunden für die zwingende Notwendigkeit der privaten Vorsorge und erhöht die Abschlussquote«.

Der Rest ergibt sich dann gleichsam wie von selbst: »Egal, ob Sie Versicherungen, Bausparen oder Bankprodukte verkaufen. Wenn Sie den Haptischen Vorsorge-Baum® in das Sichtfeld des Kunden bringen, reagiert dieser augenblicklich mit Neugier auf das einfache Vorhandensein, und das bedeutet, dass Sie schon mitten im Thema Altersvorsorge sind. Und wenn man drüber spricht, ist die Hälfte des Abschlusses schon erreicht.«

Deutlich teurer ist mit 190 Euro der »Haptische Mensch – Vermögensberatung«. Er besteht aus einem Metall-Männeken, das auf blauen Platten steht, die mit Begriffen wie »Geld«, »Finanzen«, »Versicherung« oder »Investment« beschriftet sind und einen Sockel bilden oder auch ineinandergreifen können. Der Anbieter preist sein »Analyse-Häppi© aus Aluminium« wie folgt an: »Der Sockel ist blau eloxiert und sehr hochwertig verarbeitet. Die Beschriftung ist nicht aufgedruckt, sondern eingraviert und somit gegen Abnutzung geschützt.«

Angeblich kann der Kunde auf diese Weise sehen und haptisch erfahren, wie seine Finanzplanung aussehen muss und aus wie vielen Säulen sie bestehen sollte – genauso wie das Modell in seine Einzelteile zerlegt werden kann und dann nur noch eine ziemlich fragmentarische Ansicht von Geldanlage und finanzieller Vorsorge vermittelt. Laut Anbieter ist der Kunde schon von einer Finanzanalyse und Beratung überzeugt, wenn er nur die Bausteine sieht: »Die Praktiker von heute wissen das schon lange, denn auch bei einem Analyseangebot ist der Kunde von heute nicht gleich Feuer und Flamme. Der große Erfolg von Häppi© im Produktverkauf lässt sich jetzt auch mit dem Analyse-Häppi© im Analyseverkauf verwirklichen. Der Analyse-Häppi© macht den Kunden als Erstes richtig neugierig. Dann kann der Kunde mit diesem Modell seinen Bedarf selbst im wahrsten Sinne des Wortes be-greifen. So erkennt der Kunde den Sinn und Zweck und damit den Wert einer Analyse.«

Wer könnte angesichts solcher berührenden Werbeideen noch widerstehen? »Sichern Sie sich durch Ihre eigene exklusive haptische Verkaufshilfe erhebliche Marktvorteile. Erfolgsquoten von 30 bis 250 Prozent sind gelebte Praxis«, behauptet der Anbieter.

Umblättern statt Scheibenwischer

> Das Zeitungslesen des Morgens ist
> eine Art von realistischem Morgensegen.
> *Georg Wilhelm Friedrich Hegel*

Mittlerweile gibt es den von der Zeitschrift *Paparazzo* ausgelobten Haptik-Award, den »einzigen Wettbewerb, der das Thema Haptik in den Mittelpunkt stellt«. Zum dritten Mal wurde der Preis 2014 ausgeschrieben, und er wirbt für die Teilnahme unter dem Motto: »Stellen Sie sich vor, Ihre Zielgruppe ist blind!« Die Begründung ist naheliegend: »Weil wir als Magazin täglich die Vielfalt von Papier mit seinen ganz unterschiedlichen Oberflächen und Veredelungsmöglichkeiten leben, und weil wir wissen, dass die haptische Empfindung den letzten noch offen Kanal für sinnliche Botschaften darstellt. Nur wenn Medien diesen erreichen, berühren sie den Menschen, dessen Seh- und Hörsinn angesichts der permanenten Reizüberflutung längst abgestumpft sind.«

Haptische Kommunikation soll im Sinne des Wettbewerbs aber nicht bedeuten, dass sich etwas »irgendwie« gut oder interessant anfühlt, »sondern dass sie als Träger einer übergeordneten Botschaft fungiert«. Die Botschaft, die kommuniziert werden soll, gilt es also »auf dem Weg über die Haptik zu transportieren«. In diesem Fall geht es um »außer-

gewöhnliche und hochwertige Papier-und-Print-Produkte«, und die Macher wollen der darbenden Zeitungs- und Zeitschriftenbranche damit zeigen, dass sie hier noch »einen Wettbewerbsvorteil gegenüber Internet & Co.« habe, und die Attraktivität der Zeitung aus Papier betonen.
Eine schlechte Idee ist das nicht, denn viele Zeitungsleser erklären ihre Zuneigung zum klassischen Printprodukt mit den Worten, dass sie »gerne noch das Papier anfassen und das Rascheln hören« und auch Seiten umblättern und nicht über die Scheibe eines Bildschirms wischen wollen – auch wenn die gleichen Leser sich gerne darüber beklagen, dass man die großformatigen Blätter alten Formats kaum in der Bahn und erst recht nicht im Bus lesen könne.
Man muss jetzt nicht noch die Sinnlichkeit von Druckerschwärze an den Fingern betonen. Vielleicht gehören diese Leser ja zu einer aussterbenden Spezies, vielleicht entspricht die Hoffnung auf ein solches Publikum auch nur dem Pfeifen im Walde von Menschen, die gerne gedruckte Bücher und Zeitungen lesen, sie gerne anfassen und berühren – und sich von den Inhalten gerne berühren lassen.

Nachwort – Fühlen lernen, berühren lassen

> Nicht Worte sollen wir lesen, sondern den Menschen,
> den wir hinter den Worten fühlen.
> *Samuel Butler*

Manchmal sieht man das noch: Da gehen zwei jungen Menschen durch die Stadt, die aneinander hängen, sich umarmen, streicheln, betasten, küssen, verzärteln. Es gibt sie, aber es sind doch viel zu wenige! Und gelegentlich ist da auch noch dieses genügsame Rentnerpaar zu beobachten, das sich an den Händen hält und sehr glücklich und zufrieden aussieht. Aber es ist eben doch die Ausnahme, viele Menschen gehen allein oder missmutig zu zweit durch die Welt. Und das Baby, das die Mutter oder der Vater eng umschlungen durch die Stadt trägt, an sich gekuschelt oder gar im Tragetuch gleichsam immer auf Tuchfühlung? Gelegentlich sieht man diese besonders enge Form der Mutter-Kind-Bindung noch, aber häufig kommt das nicht vor. Jedenfalls nicht in unseren Breiten.

Berührungen sind Mangelware, gerade in der Öffentlichkeit kann man sie selten sehen oder gar erleben. Nun könnte man einwenden, dass viele Menschen nun mal lieber dezent vorgehen und sich allein zu zweit im stillen Kämmerlein herzen und umarmen, so dass es nicht alle Welt mitbekommt. Möglich wäre das, doch Umfragen zu den Sehnsüchten der Deutschen und anderer westlicher Völker nach Berührungen legen eher das Gegenteil nahe: Die Menschen sehnen sich nach Körperkontakt, bekommen aber viel zu wenig davon. Und wenn sie ihn haben, ist auch nicht sicher, ob sie damit wirklich das kriegen, was sie wollen. Manche Forscher schätzen ja, dass zwei Drittel der Menschen bei einem One-Night-Stand nur jemanden suchen, der sie mal wieder lieb anfasst, und nicht unbedingt auf Sex aus sind.

Es ist eine Krux. Berührungen tun gut, sind zumeist auch erwünscht, und doch fehlt es überall daran. Und anders als bei anderen Sinnen wie dem Hören, Riechen, Schmecken oder Sehen muss der Tastsinn immer wieder angesprochen und stimuliert werden, damit der Mensch nicht eingeht und verkümmert. Es gibt Menschen, die haben eigentlich alles. Aber für Berührungen fehlt ihnen der Partner. Sehen sie dann zwei andere Menschen im Bus oder auf einer Parkbank, die sich umarmen oder auch nur Händchen halten, fühlen sie diesen Stich im Herzen und müssen wegschauen. Änderung ist nicht in Sicht. Mehr als 40 Prozent aller Haushalte in Deutschland sind inzwischen Singlehaushalte, knapp 18 Millionen Menschen leben allein. Woher dann jemanden nehmen, der einen anfasst? Kommerzielle Dienste bieten Abhilfe: Wellness-Angebote, Spa-Wochenenden, Massagen, Krankengymnastik, aber auch Kuschelpartys oder die professionelle »Berührerin«. Gerade ältere und einsame Patienten fragen vor dem Arztbesuch schon mal vorsichtig bei der Anmeldung nach, ob der Doktor auch noch gründlich untersuchte und anfasste. Und in Altersheimen und Krankenhäusern kommt es immer wieder vor, dass Menschen die Pflegekräfte darum bitten, sie einfach mal in den Arm zu nehmen.

Während es noch vor einer Generation üblich war, dass zwei oder sogar noch mehr Kinder gemeinsam in einem Bett schliefen und man sich in engen Bussen und Bahnen oder beim Anstehen vor der Kasse regelmäßig nahe kam, ist das Distanzbedürfnis der Menschen kontinuierlich gewachsen –

und auch die Anzahl derjenigen, die sich ebenso unverstanden wie ungestreichelt fühlen.

Das zeigt sich auch im Freizeitverhalten und bei ersten Begegnungen zwischen Mann und Frau. Die typische Form, sich kennenzulernen, war in den 1950er und 1960er Jahren noch das »Tanzvergnügen«, bei dem man sich den ganzen Abend lang anfasste, umarmte und eventuell mehr daraus wurde – heute »tasten« sich potenzielle Kandidaten zunächst distanziert oder gar aus der Ferne »ab«, indem sie sich über ihre Vorlieben virtuell in den sozialen Netzwerken austauschen.

Die wichtigsten Sinnesorgane von Insekten heißen bezeichnenderweise Fühler. Mit Hilfe dieser Antennen können die Tiere riechen, schmecken und Kontakt zu Artgenossen aufnehmen. Sie sind ihre wichtigsten sozialen Organe, ohne sie sind sie gar nicht richtig zur Gemeinschaft fähig. Und die »Fühler« der Menschen, wie verhält es sich mit denen? Werden in Hosentaschen versteckt, von Kleidung bedeckt und nur äußerst sparsam benutzt. Dabei entdeckt die Wissenschaft gerade, was für ein vielseitig soziales und emotionales Organ die Haut ist und welche Rückmeldungen sie geben kann, aber auch, welche Signale an andere von ihr ausgehen.

Berührungen in freundlicher Absicht, von beiden Seiten gewollt, tun gut. Um das zu merken, nachzuvollziehen und im Alltag für sich umzusetzen, sind eigentlich keine wissenschaftlichen Beweise nötig. Doch es gibt sie mittlerweile in erstaunlichem Umfang. Ob therapeutisch in der Medizin, psychologisch und neurologisch in der Kinderheilkunde, in Liebesbeziehungen, Freundschaften und der Familie – überall zeigt sich, was Berührungen Positives auszulösen vermögen. Neuerdings werden die hilfreichen Wirkungen auch im

Arbeitsumfeld, aber auch in der Freizeit und im Sport genauer untersucht und bekannt.

Wer diese Nachhilfe braucht, der kann in diesem Buch genügend Belege und weiterführende Hinweise zu den wunderbaren Folgen von Nähe und Berührung finden. Allen anderen sei die Kurzfassung ans Herz gelegt, die eine Schweizer Beziehungsforscherin nach langjährigen Studien über die Auswirkungen von Berührungen gegeben hat: »Los, nehmt euren Partner in den Arm – damit tut ihr für beide von euch etwas Gutes!«

Anmerkungen

Die Sehnsucht nach Berührung

1 McGlone F, Wessberg J, Olausson H: Discriminative and Affective Touch: Sensing and Feeling. Neuron 2014;82:737

Kontaktanzeige – wie wichtig Berührungen sind

2 Sacks O: Eine Anthropologin auf dem Mars. Reinbek 1995
3 »Du gehst nicht allein« heißt der 2010 erschienene und mit etlichen Preisen ausgezeichnete Film. Im amerikanischen Original lautet der Titel des Streifens schlicht: »Temple Grandin«.
4 Einige der Zitate stammen aus einem Interview, das Michaela Haas mit Temple Grandin für das SZ-Magazin im Herbst 2010 geführt hat, andere Äußerungen aus einer BBC-Dokumentation.
5 Sylvia LG, Shesler LW, Peckham AD, Grandin T, Kahn DA: Adjunctive deep touch pressure for comorbid anxiety in bipolar disorder: mediated by control of sensory input? Journal of Psychiatric Practice 2014;20:71
6 Field T: American adolescents touch each other less and are more aggressive toward their peers as compared with French adolescents. Adolescence 1999;34:753

Nähe spüren – und sich berühren lassen

7 Cullen M: Unterstützung für Lehrer. Mitgefühlstraining in der Schule. In: Singer T, Bolz M: Mitgefühl in Alltag und Forschung. E-Book 2013

8 Keysers C, Wicker B, Gazzola V, Anton JL, Fogassi L, Gallese V: A touching sight: SII/PV activation during the observation and experience of touch. Neuron 2004;42:335

9 Buske-Kirschbaum A, Geiben A, Wermke C, Pirke KM, Hellhammer D: Preliminary evidence for Herpes labialis recurrence following experimentally induced disgust. Psychotherapy and Psychosomatic 2001;70:86

10 Eisenberger NI: The pain of social disconnection: examining the shared neural underpinnings of physical and social pain. Nature Reviews Neurosciences 2012;13:421

11 Fogassi L, Ferrari PF, Gesierich B, Rozzi S, Chersi F, Rizzolatti G: Parietal lobe: from action organization to intention understanding. Science 2005;308:662

12 Rizzolatti G, Sinigaglia C. The functional role of the parieto-frontal mirror circuit: interpretations and misinterpretations. Nature Reviews Neuroscience 2010;11:264

13 Ebisch SJ, Ferri F, Romani GL, Gallese V: Reach Out and Touch Someone: Anticipatory Sensorimotor Processes of Active Interpersonal Touch. Journal of Cognitive Neuroscience, online vorab erschienen im März 2014

14 Occelli V, Spence C, Zampini M: Auditory, tactile, and audiotactile information processing following visual deprivation. Psychological Bulletin 2013;139:189

15 Legge GE, Madison C, Vaughn BN, Cheong AM, Miller JC: Retention of high tactile acuity throughout the life span in blindness. Perception and Psychophysics 2008;70:1471

16 Alary F, Duquette M, Goldstein R, Elaine Chapman C, Voss P, La Buissonnière-Ariza V, Lepore F: Tactile acuity in the blind: a closer look reveals superiority over the sighted in some but not all cutaneous tasks. Neuropsychologia 2009;47:2037

17 Picard D, Lebaz S, Jouffrais C, Monnier C: Haptic recognition of two-dimensional raised-line patterns by early-blind, late-blind, and blindfolded sighted adults. Perception 2010;39:224

18 Norman JF, Bartholomew AN: Blindness enhances tactile acuity and haptic 3-D shape discrimination. Attention, Perception and Psychophysics 2011;73:2323

19 Racine M, Tousignant-Laflamme Y, Kloda LA, Dion D, Dupuis G, Choinière M: A systematic literature review of 10 years of research on sex/gender and experimental pain perception – part 1: Are there really differences between women and men? Pain 2012;153:602

20 Racine M, Tousignant-Laflamme Y, Kloda LA, Dion D, Dupuis G, Choinière M: A systematic literature review of 10 years of research on sex/gender and pain perception – part 2: Do biopsychosocial factors alter pain sensitivity differently in women and men? Pain 2012;153:619

21 Lobanov OV, Zeidan F, McHaffie JG, Kraft RA, Coghill RC: From cue to meaning: brain mechanisms supporting the construction of expectations of pain. Pain 2014;155:129

22 Koyama T, McHaffie JG, Laurienti PJ, Coghill RC: The subjective experience of pain: where expectations become reality. Proceedings of the National Acadamy of Sciences U S A 2005;102:12950

Angefasst werden von Profis: die Berührungsindustrie

23 Haberl T: Anfassen, Berühren, Streicheln. SZ-Magazin vom 17.10.2008, S. 20
24 Vollmuth H: Die Unberührten. Süddeutsche Zeitung vom 1.4.2014

Ein Lob der heißen Tasse Tee

25 Zhong CB, Leonardelli GJ: Cold and lonely: does social exclusion literally feel cold? Psychological Science 2008;19:838
26 Eisenberger NI, Cole SW: Social neuroscience and health: neurophysiological mechanisms linking social ties with physical health. Nature Neuroscience 2012;15:669
27 Ijzerman H, Gallucci M, Pouw WT, Weißgerber SC, Van Doesum NJ, Williams KD: Cold-blooded loneliness: social exclusion leads to lower skin temperatures. Acta Psychologica 2012;140:283
28 Inagaki TK, Eisenberger NI: Shared neural mechanisms underlying social warmth and physical warmth. Psychological Science 2013;24:2272
29 Ijzerman H, Semin GR: The thermometer of social relations: mapping social proximity on temperature. Psychological Science 2009;20:1214
30 Ackerman JM, Nocera CC, Bargh JA: Incidental haptic sensations influence social judgments and decisions. Science 2010;328:1712
31 Bargh JA, Shalev I: The substitutability of physical and social warmth in daily life. Emotion 2012;12:154
32 Kang Y, Williams LE, Clark MS, Gray JR, Bargh JA:

Physical temperature effects on trust behavior: the role of insula. Social cognitive and affective Neuroscience 2011;6:507
33 Williams LE, Bargh JA: Experiencing physical warmth promotes interpersonal warmth. Science 2008;322:606

Tausendmal berührt – wenn aus Nähe Liebe wird

34 Grammer K, Fink B, Neave N: Human pheromones and sexual attraction. European Journal of Obstetrics & Gynecology and Reproductive Biology 2005;118:135
35 Bakker J: Sexual differentiation of the neuroendocrine mechanisms regulating mate recognition in mammals. Journal of Neuroendocrinology 2003;15:615
Portillo W, Paredes RG: Sexual and olfactory preference in noncopulating male rats. Physiology and Behaviour 2003;80:155
36 Interview im Zeit-Magazin vom 19. Dezember 2013
37 Dorst J, Seikowski K: Haut, Bindung, Partnerschaft bei Patienten mit Neurodermitis und Psoriasis. Hautarzt 2012;63:214
38 Wang Z, Aragona BJ: Neurochemical regulation of pair bonding in male prairie voles. Physiology and Behavior 2004;83:319
39 Israel S, Lerer E, Shalev I, Uzefovsky F, Riebold M, Laiba E, Bachner-Melman R, Maril A, Bornstein G, Knafo A, Ebstein RP: The oxytocin receptor (OXTR) contributes to prosocial fund allocations in the dictator game and the social value orientations task. PLoS One 2009;4:e5535
40 Floyd K, Pauley PM, Hesse C: State and trait affectionate

communication buffer adults' stress reactions. Communication Monographs 2010;77:618
41 Pedersen CA: Biological aspects of social bonding and the roots of human violence. Annals of the New York Academy of Sciences 2004;1036:106
42 Ditzen B, Schaer M, Gabriel B, Bodenmann G, Ehlert U, Heinrichs M: Intranasal oxytocin increases positive communication and reduces cortisol levels during couple conflict. Biological Psychiatry 2009;65:728
43 Ditzen B, Neumann ID, Bodenmann G, von Dawans B, Turner RA, Ehlert U, Heinrichs M: Effects of different kinds of couple interaction on cortisol and heart rate responses to stress in women. Psychoneuroendocrinology 2007;32:565

Chronische Paare – wo bleibt die Zärtlichkeit?

44 Hernandez-Reif M, Diego M, Field T: Preterm infants show reduced stress behaviors and activity after 5 days of massage therapy. Infant Behavior and Development 2007;30:557
45 Holt-Lunstad J, Birmingham WA, Light KC: Influence of a »warm touch« support enhancement intervention among married couples on ambulatory blood pressure, oxytocin, alpha amylase, and cortisol. Psychosomatic Medicine 2008;70:976
46 Tobe SW, Kiss A, Sainsbury S, Jesin M, Geerts R, Baker B: The impact of job strain and marital cohesion on ambulatory blood pressure during 1 year: the double exposure study. American Journal of Hypertension 2007;20:148

47 Coan JA, Schaefer HS, Davidson RJ: Lending a hand: social regulation of the neural response to threat. Psychological Sciences 2006;17:1032
48 Debrot A, Schoebi D, Perrez M, Horn AB: Touch as an interpersonal emotion regulation process in couples' daily lives: the mediating role of psychological intimacy. Personality and Social Psychology Bulletin 2013;39:1373
49 Debrot A, Schoebi D, Perrez M, Horn AB: Stroking your beloved one's white bear: Responsive touch by the romantic partner buffers the negative effect of thought suppression on daily mood. Journal of Social and Clinical Psychology 2014;33:75
50 Debrot A, Cook WL, Perrez M, Horn AB: Deeds matter: Daily enacted responsiveness and intimacy in couples' daily lives. Journal of Family Psychology 2012;26:617
51 Levenson RW, Carstensen LL, Gottman JM: Long-term marriage: age, gender, and satisfaction. Psychology and Aging 1993;8:301
52 Medalie JH, Goldbourt U: Angina pectoris among 10,000 men. II. Psychosocial and other risk factors as evidenced by a multivariate analysis of a five year incidence study. American Journal of Medicine 1976;60:910
53 Medalie JH, Stange KC, Zyzanski SJ, Goldbourt U: The importance of biopsychosocial factors in the development of duodenal ulcer in a cohort of middle-aged men. American Journal of Epidemiology 1992;136:1280
54 Stadler G, Snyder KA, Horn AB, Shrout PE, Bolger NP: Close relationships and health in daily life: a review and empirical data on intimacy and somatic symptoms. Psychosomatic Medicine 2012;74:398
55 Heiman JR, Long JS, Smith SN, Fisher WA, Sand MS, Rosen RC: Sexual satisfaction and relationship happiness

in midlife and older couples in five countries. Archives of Sexual Behavior 2011;40:741
56 Borg C, de Jong PJ: Feelings of disgust and disgust-induced avoidance weaken following induced sexual arousal in women. PLoS One 2012;7:e44111
57 Stevenson RJ, Case TI, Oaten MJ: Effect of self-reported sexual arousal on responses to sex-related and non-sex-related disgust cues. Archives of Sexual Behaviour 2011;40:79

Heilende Berührungen

58 Matsunaga M, Sato S, Isowa T, Tsuboi H, Konagaya T, Kaneko H, Ohira H: Profiling of serum proteins influenced by warm partner contact in healthy couples. Neuroendocrinology Letters 2009;30:2
59 Ditzen B, Hoppmann C, Klumb P: Positive couple interactions and daily cortisol: on the stress-protecting role of intimacy. Psychosomatic Medicine 2008;70:883
60 Ditzen B, Neumann ID, Bodenmann G, von Dawans B, Turner RA, Ehlert U, Heinrichs M: Effects of different kinds of couple interaction on cortisol and heart rate responses to stress in women. Psychoneuroendocrinology 2007;32:565
61 Diego MA, Field T: Moderate pressure massage elicits a parasympathetic nervous system response. International Journal of Neuroscience 2009;119:630
62 Field T, Diego M, Hernandez-Reif M: Moderate pressure is essential for massage therapy effects. International Journal of Neuroscience 2010;120:381
63 Hatayama T, Kitamura S, Tamura C, Nagano M, Oh-

nuki K: The facial massage reduced anxiety and negative mood status, and increased sympathetic nervous activity. Biomedical Research 2008;29:317

64 Frey Law LA, Evans S, Knudtson J, Nus S, Scholl K, Sluka KA: Massage reduces pain perception and hyperalgesia in experimental muscle pain: a randomized, controlled trial. Journal of Pain 2008;9:714

65 Bartens W, Schönlebe D: »Ich tauche in den Muskel.« Interview mit Hans-Wilhelm Müller-Wohlfahrt. SZ-Magazin, 8.6.2012, S. 20

66 Reid S, Wessely S, Crayford T, Hotopf M: Medically unexplained symptoms in frequent attenders of secondary health care: retrospective cohort study. British Medical Journal 2001;322:767

67 Wahlgren CF, Ekblom A: Two-point discrimination of itch in patients with atopic dermatitis and healthy subjects. Acta Dermato-Venereologica 1996;76:48

68 Ludington-Hoe SM, Hosseini R, Torowicz DL: Skin-to-skin contact (Kangaroo Care) analgesia for preterm infant heel stick. AACN Clinical Issues 2005;16:373

69 Herrington CJ, Chiodo LM: Human touch effectively and safely reduces pain in the newborn intensive care unit. Pain Management Nursing 2014;15:107

Kinder berühren und ihnen Energie fürs Leben geben

70 Als H, Lawhon G, Duffy FH, McAnulty GB, Gibes-Grossman R, Blickman JG: Individualized developmental care for the very low-birth-weight preterm infant. Medical and neurofunctional effects. JAMA 1994;272:853

71 Liu D, Diorio J, Tannenbaum B, Caldji C, Francis D:

Maternal care, hippocampal glucocorticoid receptors, and hypothalamic-pituitary-adrenal responses to stress. Science 1997;277:1659

72 Klengel T, Mehta D, Anacker C, Rex-Haffner M, Pruessner JC, Pariante CM, Pace TW, Mercer KB, Mayberg HS, Bradley B, Nemeroff CB, Holsboer F, Heim CM, Ressler KJ, Rein T, Binder EB: Allele-specific FKBP5 DNA demethylation mediates gene-childhood trauma interactions. Nature Neuroscience 2013;16:33

73 Diego MA, Field T, Hernandez-Reif M: Preterm infant weight gain is increased by massage therapy and exercise via different underlying mechanisms. Early Human Development 2014;90:137

74 Field T, Diego M, Hernandez-Reif M: Potential underlying mechanisms for greater weight gain in massaged preterm infants. Infant Behavior and Development 2011;34:383

75 Field T, Diego MA, Hernandez-Reif M, Deeds O, Figuereido B: Moderate versus light pressure massage therapy leads to greater weight gain in preterm infants. Infant Behavior and Development 2006;29:574

76 Eluvathingal TJ, Chugani HT, Behen ME, Juhász C, Muzik O, Maqbool M, Chugani DC, Makki M: Abnormal brain connectivity in children after early severe socioemotional deprivation: a diffusion tensor imaging study. Pediatrics 2006;117:2093.
Chugani HT, Behen ME, Muzik O, Juhász C, Nagy F, Chugani DC: Local brain functional activity following early deprivation: a study of postinstitutionalized Romanian orphans. Neuroimage 2001;14:1290.

77 Shirtcliff EA, Coe CL, Pollak SD: Early childhood stress is associated with elevated antibody levels to herpes sim-

plex virus type 1. Proceedings of the National Academy of Sciences 2009;106:2963

78 St James-Roberts I, Alvarez M, Csipke E, Abramsky T, Goodwin J, Sorgenfrei E: Infant crying and sleeping in London, Copenhagen and when parents adopt a »proximal« form of care. Pediatrics 2006;117:e1146

79 Qin S, Young CB, Duan X, Chen T, Supekar K, Menon V: Amygdala subregional structure and intrinsic functional connectivity predicts individual differences in anxiety during early childhood. Biological Psychiatry 2014;75:892

80 http://www.khbrisch.de/12-0-SAFE.html

81 Servan-Schreiber D: Die neue Medizin der Emotionen. Stress, Angst, Depression: Gesund werden ohne Medikamente. München 2004

82 Uzsák A, Dieffenderfer J, Bozkurt A, Schal C: Social facilitation of insect reproduction with motor-driven tactile stimuli. Proceedings of the Royal Society B 2014;281:20140325

83 Uzsák A, Schal C: Sensory cues involved in social facilitation of reproduction in Blattella germanica females. PLoS One 2013;8(2):e55678

84 Katz LF, Gottman JM: Buffering children from marital conflict and dissolution. Journal of Clinical Child Psychology 1997;26:157

85 van Tilburg MA, Chitkara DK, Palsson OS, Turner M, Blois-Martin N, Ulshen M, Whitehead WE: Audio-recorded guided imagery treatment reduces functional abdominal pain in children: a pilot study. Pediatrics 2009;124:e890

Erfolg durch Berührung

86 Kraus MW, Huang C, Keltner D: Tactile communication, cooperation, and performance: an ethological study of the NBA. Emotion 2010;10:745

87 Cook SW, Yip TK, Goldin-Meadow S: Gesturing makes memories that last. Journal of Memory and Language 2010;63:465

88 Kaufman D, Mahoney JM: The effect of waitresses' touch on alcohol consumption in dyads. Journal of Social Psychology 1999;139:261

89 Lynn M: Determinants and consequences of female attractiveness and sexiness: realistic tests with restaurant waitresses. Archives of Sexual Behavior 2009;38:737

90 Guéguen N, Jacob C: Clothing color and tipping: Gentlemen Patrons give More Tips to Waitresses with red Clothes. Journal of Hospitality and Tourism Research 2012, online

91 Guéguen N, Legoherel P: Effect on tipping of barman drawing a sun on the bottom of customers' checks. Psychological Reports 2000;87:223

Berührende Geschäftsideen

92 Heinen F: Der Zeigefinger: Schlüssel einer neuen Kultur. In: Schirrmacher F: Denken 3.0. Von der künstlichen Intelligenz zum digitalen Denken. FAZ eBook 23, 2013

93 Koerte I, Eftimov L, Laubender RP, Esslinger O, Schroeder AS, Ertl-Wagner B, Wahllaender-Danek U, Heinen F, Danek A: Mirror movements in healthy humans across the lifespan: effects of development and ageing. Developmental Medicine and Child Neurology 2010;52:1106

Literatur

In diesem Verzeichnis sind die Fachartikel und Bücher in alphabetischer Reihenfolge angegeben, aus denen ich zitiert habe oder in denen sich interessante Forschungsergebnisse finden. Zudem habe ich weitere hilfreiche Literaturhinweise und Leseempfehlungen aufgeführt.

Die große Mehrzahl der hochwertigen medizinischen Untersuchungen wird leider nicht auf Deutsch, sondern in englischsprachigen Zeitschriften veröffentlicht. Viele dieser Fachartikel sind mittlerweile frei zugänglich. Zu finden sind diese Texte zumeist in der National Library of Medicine der USA, die inzwischen mehr als 20 Millionen medizinische Fachartikel bereithält. Von den meisten ist eine kurze Zusammenfassung kostenlos online erhältlich, bei etlichen kann sogar der gesamte Artikel unentgeltlich heruntergeladen werden.

Ein Wort noch zu der angegebenen Fachliteratur. Es gibt mittlerweile mehr als 20 000 Fachzeitschriften weltweit, in denen medizinische Artikel publiziert werden können. Der Großteil von ihnen ist das Papier nicht wert, auf dem sie gedruckt werden, weil die Fachbeiträge von zu schlechter Qualität sind. Ich habe im Folgenden versucht, Artikel aus hochwertigen Zeitschriften anzugeben. Das New England Journal of Medicine, Lancet, JAMA, BMJ und die Annals of Internal Medicine sind die fünf weltweit führenden medizinischen Fachjournale. Die Cochrane-Datenbank ist die zuverlässigste Quelle für Überblicksarbeiten und systematische Metaanalysen. Nature, Science und PNAS gelten als die besten Zeitschriften zu allgemeinen Wissenschaftsthemen.

Nicht immer gibt es Beiträge zum Tastsinn und zu Berührungen in diesen Zeitschriften, die als Hort der harten Wissenschaft gelten. Deshalb sind viele der hier zitierten Studien in Fachzeitschriften der medizinischen oder psychologischen Unterdisziplinen aufgeführt, manche auch in Fachblättern für Biologie, Evolution oder Sexualwissenschaft.

Die Abkürzung der Literaturhinweise folgt den international üblichen Standards. Die Angabe »Weich S, Kribbel S, Gänsehaut Y: How touch changes your life. N Engl J Med. 2014;399:107« bedeutet beispielsweise, dass ein (fiktiver) Artikel der Forscher Weich, Kribbel und Gänsehaut in einer der weltweit angesehensten Fachzeitschriften für Ärzte erschienen ist, dem New England Journal of Medicine. Er findet sich dort im Jahr 2014, im Band 399 der Zeitschrift und beginnt auf Seite 107.

Ackerman JM, Nocera CC, Bargh JA: Incidental haptic sensations influence social judgments and decisions. Science 2010;328:1712

Alary F, Duquette M, Goldstein R, Elaine Chapman C, Voss P, La Buissonnière-Ariza V, Lepore F: Tactile acuity in the blind: a closer look reveals superiority over the sighted in some but not all cutaneous tasks. Neuropsychologia 2009;47:2037

Als H, Lawhon G, Duffy FH, McAnulty GB, Gibes-Grossman R, Blickman JG: Individualized developmental care for the very low-birth-weight preterm infant. Medical and neurofunctional effects. JAMA 1994;272:853

Bakker J: Sexual differentiation of the neuroendocrine mechanisms regulating mate recognition in mammals. Journal of Neuroendocrinology 2003;15:615

Bargh JA, Shalev I: The substitutability of physical and social warmth in daily life. Emotion 2012;12:154

Bartens W, Schönlebe D: »Ich tauche in den Muskel.« Interview mit Hans-Wilhelm Müller-Wohlfahrt. SZ-Magazin, 8.6.2012, S. 20

Bartens W: Körperglück. Wie gute Gefühle gesund machen. München 2012

Bartens W: Was Paare zusammenhält. Warum man sich riechen können muss und Sex überschätzt wird. München 2013

Borg C, de Jong PJ: Feelings of disgust and disgust-induced avoidance weaken following induced sexual arousal in women. PLoS One 2012;7:e44111

Buske-Kirschbaum A, Geiben A, Wermke C, Pirke KM, Hellhammer D: Preliminary evidence for Herpes labialis recurrence following experimentally induced disgust. Psychotherapy and Psychosomatic 2001;70:86

Chugani HT, Behen ME, Muzik O, Juhász C, Nagy F, Chugani DC: Local brain functional activity following early deprivation: a study of postinstitutionalized Romanian orphans. Neuroimage 2001;14:1290

Coan JA, Schaefer HS, Davidson RJ: Lending a hand: social regulation of the neural response to threat. Psychological Sciences 2006;17:1032

Cook SW, Yip TK, Goldin-Meadow S: Gesturing makes memories that last. Journal of Memory and Language 2010;63:465

Cullen M: Unterstützung für Lehrer. Mitgefühlstraining in der Schule. In: Singer T, Bolz M: Mitgefühl in Alltag und Forschung. E-Book 2013

Debrot A, Cook WL, Perrez M, Horn AB: Deeds matter: Daily enacted responsiveness and intimacy in couples' daily lives. Journal of Family Psychology 2012;26:617

Debrot A, Schoebi D, Perrez M, Horn AB: Touch as an interpersonal emotion regulation process in couples' daily lives: the mediating role of psychological intimacy. Personality and Social Psychology Bulletin 2013;39:1373

Debrot A, Schoebi D, Perrez M, Horn AB: Stroking your beloved one's white bear: Responsive touch by the romantic partner buffers the negative effect of thought suppression on daily mood. Journal of Social and Clinical Psychology 2014;33:75

Diego MA, Field T: Moderate pressure massage elicits a parasympathetic nervous system response. International Journal of Neuroscience 2009;119:630

Diego MA, Field T, Hernandez-Reif M: Preterm infant weight gain is increased by massage therapy and exercise via different underlying mechanisms. Early Human Development 2014;90:137

Ditzen B, Neumann ID, Bodenmann G, von Dawans B, Turner RA, Ehlert U, Heinrichs M: Effects of different kinds of couple interaction on cortisol and heart rate responses to stress in women. Psychoneuroendocrinology 2007;32: 565

Ditzen B, Hoppmann C, Klumb P: Positive couple interactions and daily cortisol: on the stress-protecting role of intimacy. Psychosomatic Medicine 2008;70:883

Ditzen B, Schaer M, Gabriel B, Bodenmann G, Ehlert U, Heinrichs M: Intranasal oxytocin increases positive communication and reduces cortisol levels during couple conflict. Biological Psychiatry 2009;65:728

Dorst J, Seikowski K: Haut, Bindung, Partnerschaft bei Patienten mit Neurodermitis und Psoriasis. Hautarzt 2012;63:214

Ebisch SJ, Ferri F, Romani GL, Gallese V: Reach Out and Touch Someone: Anticipatory Sensorimotor Processes of

Active Interpersonal Touch. Journal of Cognitive Neuroscience, online vorab erschienen im März 2014

Eisenberger NI: The pain of social disconnection: examining the shared neural underpinnings of physical and social pain. Nature Reviews Neurosciences 2012;13:421

Eisenberger NI, Cole SW: Social neuroscience and health: neurophysiological mechanisms linking social ties with physical health. Nature Neuroscience 2012;15:669

Ekmekcioglu C, Ericson A: Der unberührte Mensch: Warum wir mehr Körperkontakt brauchen. Wien 2013

Eluvathingal TJ, Chugani HT, Behen ME, Juhász C, Muzik O, Maqbool M, Chugani DC, Makki M: Abnormal brain connectivity in children after early severe socioemotional deprivation: a diffusion tensor imaging study. Pediatrics 2006;117:2093

Field T: American adolescents touch each other less and are more aggressive toward their peers as compared with French adolescents. Adolescence 1999;34:753

Field T, Diego MA, Hernandez-Reif M, Deeds O, Figuereido B: Moderate versus light pressure massage therapy leads to greater weight gain in preterm infants. Infant Behavior and Development 2006;29:574

Field T, Diego M, Hernandez-Reif M: Moderate pressure is essential for massage therapy effects. International Journal of Neuroscience 2010;120:381

Field T, Diego M, Hernandez-Reif M: Potential underlying mechanisms for greater weight gain in massaged preterm infants. Infant Behavior and Development 2011;34:383

Floyd K, Pauley PM, Hesse C: State and trait affectionate communication buffer adults' stress reactions. Communication Monographs 2010;77:618

Fogassi L, Ferrari PF, Gesierich B, Rozzi S, Chersi F, Rizzolatti G: Parietal lobe: from action organization to intention understanding. Science 2005;308:662

Frey Law LA, Evans S, Knudtson J, Nus S, Scholl K, Sluka KA: Massage reduces pain perception and hyperalgesia in experimental muscle pain: a randomized, controlled trial. Journal of Pain 2008;9:714

Gerling GJ, Thomas GW: Augmented, pulsating tactile feedback facilitates simulator training of clinical breast examinations. Human Factors 2005;47:670

Grammer K, Fink B, Neave N: Human pheromones and sexual attraction. European Journal of Obstetrics & Gynecology and Reproductive Biology 2005;118:135

Guéguen N, Legoherel P: Effect on tipping of barman drawing a sun on the bottom of customers' checks. Psychological Reports 2000;87:223

Guéguen N, Jacob C: Clothing color and tipping: Gentlemen Patrons give More Tips to Waitresses with red Clothes. Journal of Hospitality and Tourism Research 2012, online

Haberl T: Anfassen, Berühren, Streicheln. SZ-Magazin, 17.10.2008, S. 20

Hatayama T, Kitamura S, Tamura C, Nagano M, Ohnuki K: The facial massage reduced anxiety and negative mood status, and increased sympathetic nervous activity. Biomedical Research 2008;29:317

Heiman JR, Long JS, Smith SN, Fisher WA, Sand MS, Rosen RC: Sexual satisfaction and relationship happiness in midlife and older couples in five countries. Archives of Sexual Behavior 2011;40:741

Heinen F: Der Zeigefinger: Schlüssel einer neuen Kultur. In: Schirrmacher F: Denken 3.0. Von der künstlichen Intelligenz zum digitalen Denken. FAZ eBook 23, 2013

Hernandez-Reif M, Diego M, Field T: Preterm infants show reduced stress behaviors and activity after 5 days of massage therapy. Infant Behavior and Development 2007;30:557

Herrington CJ, Chiodo LM: Human touch effectively and safely reduces pain in the newborn intensive care unit. Pain Management Nursing 2014;15:107

Holt-Lunstad J, Birmingham WA, Light KC: Influence of a »warm touch« support enhancement intervention among married couples on ambulatory blood pressure, oxytocin, alpha amylase, and cortisol. Psychosomatic Medicine 2008;70:976

Ijzerman H, Semin GR: The thermometer of social relations: mapping social proximity on temperature. Psychological Science 2009;20:1214

Ijzerman H, Gallucci M, Pouw WT, Weißgerber SC, Van Doesum NJ, Williams KD: Cold-blooded loneliness: social exclusion leads to lower skin temperatures. Acta Psychologica 2012;140:283

Inagaki TK, Eisenberger NI: Shared neural mechanisms underlying social warmth and physical warmth. Psychological Science 2013;24:2272

Israel S, Lerer E, Shalev I, Uzefovsky F, Riebold M, Laiba E, Bachner-Melman R, Maril A, Bornstein G, Knafo A, Ebstein RP: The oxytocin receptor (OXTR) contributes to prosocial fund allocations in the dictator game and the social value orientations task. PLoS One 2009;4:e5535

Kang Y, Williams LE, Clark MS, Gray JR, Bargh JA: Physical temperature effects on trust behavior: the role of insula. Social Cognitive and Affective Neuroscience 2011;6:507

Katz LF, Gottman JM: Buffering children from marital conflict and dissolution. Journal of Clinical Child Psychology 1997;26:157

Kaufman D, Mahoney JM: The effect of waitresses' touch on alcohol consumption in dyads. Journal of Social Psychology 1999;139:261

Keysers C, Wicker B, Gazzola V, Anton JL, Fogassi L, Gallese V: A touching sight: SII/PV activation during the observation and experience of touch. Neuron 2004;42:335

Klengel T, Mehta D, Anacker C, Rex-Haffner M, Pruessner JC, Pariante CM, Pace TW, Mercer KB, Mayberg HS, Bradley B, Nemeroff CB, Holsboer F, Heim CM, Ressler KJ, Rein T, Binder EB: Allele-specific FKBP5 DNA demethylation mediates gene-childhood trauma interactions. Nature Neuroscience 2013;16:33

Koerte I, Eftimov L, Laubender RP, Esslinger O, Schroeder AS, Ertl-Wagner B, Wahllaender-Danek U, Heinen F, Danek A: Mirror movements in healthy humans across the lifespan: effects of development and ageing. Developmental Medicine and Child Neurology 2010;52:1106

Koyama T, McHaffie JG, Laurienti PJ, Coghill RC: The subjective experience of pain: where expectations become reality. Proceedings of the National Acadamy of Sciences U S A 2005;102:12950

Kraus MW, Huang C, Keltner D: Tactile communication, cooperation, and performance: an ethological study of the NBA. Emotion 2010;10:745

Legge GE, Madison C, Vaughn BN, Cheong AM, Miller JC: Retention of high tactile acuity throughout the life span in blindness. Perception and Psychophysics 2008;70:1471

Levenson RW, Carstensen LL, Gottman JM: Long-term marriage: age, gender, and satisfaction. Psychology and Aging 1993;8:301

Liu D, Diorio J, Tannenbaum B, Caldji C, Francis D: Maternal care, hippocampal glucocorticoid receptors, and hypothalamic-pituitary-adrenal responses to stress. Science 1997;277:1659

Lobanov OV, Zeidan F, McHaffie JG, Kraft RA, Coghill RC: From cue to meaning: brain mechanisms supporting the construction of expectations of pain. Pain 2014;155:129

Ludington-Hoe SM1, Hosseini R, Torowicz DL: Skin-to-skin contact (Kangaroo Care) analgesia for preterm infant heel stick. AACN Clinical Issues 2005;16:373

Lynn M: Determinants and consequences of female attractiveness and sexiness: realistic tests with restaurant waitresses. Archives of Sexual Behavior 2009;38:737

Matsunaga M, Sato S, Isowa T, Tsuboi H, Konagaya T, Kaneko H, Ohira H: Profiling of serum proteins influenced by warm partner contact in healthy couples. Neuroendocrinology Letters 2009;30:2

McGlone F, Wessberg J, Olausson H: Discriminative and Affective Touch: Sensing and Feeling. Neuron 2014;82:737

Medalie JH, Goldbourt U: Angina pectoris among 10,000 men. II. Psychosocial and other risk factors as evidenced by a multivariate analysis of a five year incidence study. American Journal of Medicine 1976;60:910

Medalie JH, Stange KC, Zyzanski SJ, Goldbourt U: The importance of biopsychosocial factors in the development of duodenal ulcer in a cohort of middle-aged men. American Journal of Epidemiology 1992;136:1280

Norman JF, Bartholomew AN: Blindness enhances tactile acuity and haptic 3-D shape discrimination. Attention, Perception and Psychophysics 2011;73:2323

Occelli V, Spence C, Zampini M: Auditory, tactile, and

audiotactile information processing following visual deprivation. Psychological Bulletin 2013;139:189

Pedersen CA: Biological aspects of social bonding and the roots of human violence. Annals of the New York Academy of Sciences 2004;1036:106

Picard D, Lebaz S, Jouffrais C, Monnier C: Haptic recognition of two-dimensional raised-line patterns by early-blind, late-blind, and blindfolded sighted adults. Perception 2010;39:224

Portillo W, Paredes RG: Sexual and olfactory preference in noncopulating male rats. Physiology and Behaviour 2003;80:155

Qin S, Young CB, Duan X, Chen T, Supekar K, Menon V: Amygdala subregional structure and intrinsic functional connectivity predicts individual differences in anxiety during early childhood. Biological Psychiatry 2014; 75:892

Racine M, Tousignant-Laflamme Y, Kloda LA, Dion D, Dupuis G, Choinière M: A systematic literature review of 10 years of research on sex/gender and experimental pain perception – part 1: Are there really differences between women and men? Pain 2012;153:602

Racine M, Tousignant-Laflamme Y, Kloda LA, Dion D, Dupuis G, Choinière M: A systematic literature review of 10 years of research on sex/gender and pain perception – part 2: Do biopsychosocial factors alter pain sensitivity differently in women and men? Pain 2012;153:619

Reid S, Wessely S, Crayford T, Hotopf M: Medically unexplained symptoms in frequent attenders of secondary health care: retrospective cohort study. British Medical Journal 2001;322:767

Rizzolatti G, Sinigaglia C. The functional role of the parieto-frontal mirror circuit: interpretations and misinterpretations. Nature Reviews Neuroscience 2010;11:264

Sacks O: Eine Anthropologin auf dem Mars. Reinbek 1995

SAFE-Kurse: Sichere Ausbildung für Eltern. Aktuelle Hinweise finden sich unter: http://www.khbrisch.de/12-0-SAFE.html

Servan-Schreiber D: Die neue Medizin der Emotionen. Stress, Angst, Depression: Gesund werden ohne Medikamente. München 2004

Shirtcliff EA, Coe CL, Pollak SD: Early childhood stress is associated with elevated antibody levels to herpes simplex virus type 1. Proceedings of the National Academy of Sciences 2009;106:2963

St James-Roberts I, Alvarez M, Csipke E, Abramsky T, Goodwin J, Sorgenfrei E: Infant crying and sleeping in London, Copenhagen and when parents adopt a »proximal« form of care. Pediatrics 2006;117:e1146

Stadler G, Snyder KA, Horn AB, Shrout PE, Bolger NP: Close relationships and health in daily life: a review and empirical data on intimacy and somatic symptoms. Psychosomatic Medicine 2012;74:398

Stevenson RJ, Case TI, Oaten MJ: Effect of self-reported sexual arousal on responses to sex-related and non-sex-related disgust cues. Archives of Sexual Behaviour 2011;40:79

Sylvia LG, Shesler LW, Peckham AD, Grandin T, Kahn DA: Adjunctive deep touch pressure for comorbid anxiety in bipolar disorder: mediated by control of sensory input? Journal of Psychiatric Practice 2014;20:71

van Tilburg MA, Chitkara DK, Palsson OS, Turner M, Blois-Martin N, Ulshen M, Whitehead WE: Audio-recorded guided imagery treatment reduces functional abdominal pain in children: a pilot study. Pediatrics 2009;124:e890

Tobe SW, Kiss A, Sainsbury S, Jesin M, Geerts R, Baker B: The impact of job strain and marital cohesion on ambulatory blood pressure during 1 year: the double exposure study. American Journal of Hypertension 2007;20:148

Uzsák A, Schal C: Sensory cues involved in social facilitation of reproduction in Blattella germanica females. PLoS One 2013;8(2):e55 678

Uzsák A, Dieffenderfer J, Bozkurt A, Schal C: Social facilitation of insect reproduction with motor-driven tactile stimuli. Proceedings of the Royal Society B 2014;281: 20 140 325

Vollmuth H: Die Unberührten. Süddeutsche Zeitung, 1.4.2014

Wahlgren CF, Ekblom A: Two-point discrimination of itch in patients with atopic dermatitis and healthy subjects. Acta Dermato-Venereologica 1996;76:48

Wang Z, Aragona BJ: Neurochemical regulation of pair bonding in male prairie voles. Physiology and Behavior 2004;83:319

Williams LE, Bargh JA: Experiencing physical warmth promotes interpersonal warmth. Science 2008;322:606

Zhong CB, Leonardelli GJ: Cold and lonely: does social exclusion literally feel cold? Psychological Science 2008;19:838

Register

A

Ablehnung, soziale 42, 43
Absenkung des Ekelgefühls 126
Adrenalin 126, 131
Aggressionen, Abbau von 33
Aggressivität 101
Akne 97
Aktivitätsmuster 81
Albumin 130
Alexander, Peter 184
Als, Heidelise 153, 154, 167
Altenberg, Peter 111
Améry, Jean 147
Anfassen 12, 32, 33
– organisiertes 60
Anfasserin, professionelle 58
Angstpatienten 73
Angstzentrum 165
Annäherung, sexuelle 56
Anspannung 112
Ansteckung durch Berührung 69
Arbeitsplatz 78, 82
Arbeitsumfeld 78, 79
Armstrong, Louis 66
Arzt-Patienten-Verhältnis 142, 143
Aschersleben, Gisa 169, 170
Asperger-Syndrom 27
Atemfrequenz 31, 61
Augustin, Matthias 148
Auseinandersetzungen meiden 117
Ausgrenzung 42 ff.
– soziale 77
Ausschläge 98
Autismus 26

B

Babemba 182, 183
Baby füttern 45
Balzac, Honoré de 113
Bargh, John 84, 85
Barthez, Fabien 179
Bauchschmerzen 144
Bauchweh bei Kindern 172
– Heilen durch Phantasie 173
Becker, Boris 138
Bedrohungsgefühl, subjektives 112
Bedürfnis nach Nähe 32, 33
– und Distanz 55, 56
Begierde, sexuelle 125
Begrüßung 84
Belastung am Arbeitsplatz 109

Belastungsreaktion, stress-
induzierte 101
Bemerkungen, zärtliche 123,
124
Bergman, Ingmar 32
Bergwühlmäuse 99
Berührerin 20
– professionelle 62
Berührung
– affektive 14
– als Ehe-Kitt 114ff.
– angenehme 17, 89
– animiert zum Trinken 184,
185
– Auswirkung auf Beziehungen 106 ff.
– Auswirkung auf Funktion
von Organen 174, 175
– Bedürfnis nach 19
– direkte 13
– fiese 10
– flüchtige 83 ff.
– freundliche 13
– gegen Stress 100 ff.
– geistige Nähe 58
– Heilen von Beziehungen
119 ff.
– heilende 128f.
– im Mannschaftssport 177f.
– Intensität 61
– leichte 31
– liebevolle 130 ff.

– positive Auswirkung bei
Kindern 135, 152, 153
– psychische Form 10
– seelische 9
– Sehnsucht nach 12 ff.
– Stressreduktion 118
– tabuisierte 68, 69
– therapeutische 73
– und Erfolg 176 ff.
– und Gefühle 67
– und IT-Produkte 188
– und Schmerz 52 ff.
– und Sex 122, 123
– verstörende 39
– Vorahnung 40 ff.
– vor der Berührung 47 ff.
– Wirkung 31
Berührungseindrücke, soziale
14
Berührungsempfinden 15
Berührungsindustrie 55 ff.
– Dienstleister 57
Berührungsmaschine 26 ff., 30
Berufsgruppen mit körper-
lich-seelischer Mehrfach-
funktion 59
Beruhigung 96
Beschnuppern 95
Beschwerden ohne Befund
143, 144
Beta-2-Mikroglobulin 130
Beweglichkeit erhalten 58

Bewegungsmangel 120
Bewegungsmatrix 189
Bewusstsein, mentales 170
Beziehung
– erfüllte 90, 91
– Harmonie und Gesundheit 120
– positive Einschätzung 117
– und Sexleben 121
Beziehungen
– Fieberkurve 81, 82
– langjährige 114
– soziale 83
Beziehungsthermometer 82
Bierce, Ambrose 190
Bindung zum Kind 153
Bindungen, Entwicklung von 17
Bindungserfahrung, frühkindliche 101
Bindungsstörungen 161
Blanc, Laurent 178, 179
Blasenentzündung 119
Blinde, taktile Fähigkeiten 50, 51
Blindheit 49
Blutdruck 31, 61, 109
– senken durch Zuwendung 108, 109, 110
Blutentnahme bei Frühgeborenen 150
Blutgerinnung 87

Bluthochdruck 120
Bond, James 38, 39
Bonhoeffer, Dietrich 47
Borg, Charmaine 126
Branding 64
Brasilian Waxing 64
Brisch, Karl Heinz 161, 163, 164, 165, 171
Burn-out 70
Butler, Samuel 199

C
Candy, David 174
Ceausescu, Nicolae 159
Chamfort, Sébastien-Roch Nicolas de 96
Charaktereigenschaften 84
Cholesterinwert 120
Coan, James 111
Coghill, Robert 54
Coiffeur 64, 65
Connery, Sean 40
Cortico-spino-muskuläre Verbindung 192
Cuddler 34
Cullen, Margaret 35

D
Darwin, Charles 49
Debrot, Anik 115, 117, 118
Delfinschwimmen 60
Depression 169

Dilthey, Wilhelm 45
Distanz 68
– zu Fremden 55
DNA 155
Dopamin 91, 92
Dorfgemeinschaft stärken 182
Dostojewski, Fjdor Michailowitsch 182
Druck 29 ff., 136
– Stärke 31
Druckempfinden 50
Druckschmerz 53, 137
Duftnote, persönliche 94

E
Ebner-Eschenbach, Marie von 29, 168
Einstein, Albert 158
Eisenberge, Naomi 42, 44
Eiweißstoffe im Blut 130
Ekel 125, 126, 127
Ekzeme 98
Emotionen
– als Schwäche 66
– verschüttete 71
Empathie 46
– in der Gemeinschaft 182
Entscheidungen, alltägliche 83
Entwicklung, körperliche 17
Entwicklungsrückstand durch mangelnde Berührung 158, 159

Entwicklungsverzögerung durch Isolation 168
Entzündungsreaktion auf Stress 148
Erbanlagen gegen Stress 156
Erfahrungen, taktile 84, 85
Erfolg, sportlicher 177, 178
Erhardt, Heinz 63
Erkennen dreidimensionaler Formen 51
Erotik 60
Erwartungshaltung 54
Eschenbach, Wolfram von 128
Essstörungen 159

F
Familienbindung 98, 99
Fehlen von Nähe und Geborgenheit 158 ff.
Finanzkrise, Auswirkungen 160
Fingerspitzen 14
Fingerspitzengefühl 50
Fischer, Helene 98
Fließbandmedizin 143
Frauen-Tee 75
Free-Hugs-Kampagne 20, 21
Freud, Sigmund 125
Frisuren 63 ff.
Frühchen 128

G

Gallese, Vittorio 46, 47, 48
Gänsehaut 39
Gaudi-Raufen 20, 61
Gebärmutter 15
Geborgenheit 96
Gedächtnisleistung verbessern 181
Gefühle
– gute 9
– negative 70, 71
– wahrnehmen 66, 67
Gefühlsausbrüche 71
Gefühlsbeschreibungen 76
Gehirn
– Aktivierungsmuster 39, 44
– emotionales 87
Geruch 93
– und Anziehung 94
Gestaltkreis 48
Getränk
– kaltes 76, 82, 87
– warmes 76, 77, 78, 82, 87 ff.
Gibran, Khalil 45
Gieler, Uwe 41
Giftspinne 32, 38
Gladstone, William Ewart 87
Glückshormon 61, 91
Glukokortikoid-Rezeptoren 156
Goethe, Johann Wolfgang von 76, 83, 134, 138, 153, 180
Gorki, Maxim 107

Grandin, Temple 26 ff.
Grenzüberschreitung 68
Griffiths, Charmaine 109
Großhirnrinde 39
Grunwald, Martin 178

H

Haare waschen 64
Haarentfernung im Intimbereich 64
Haarer, Johanna 164
Händchen halten 111, 112
– mit dem richtigen Partner 113f.
Handlungen, erotische 24
Handschmeichler 36
Haptik-Award 196
Hare, Dougal 31
Harlow, Harry 158
Haut
– als Liebesorakel 96
– als Spiegel der Seele 147, 148
Hauterkrankungen 97, 98
Hautkontakt 17, 92, 114, 115
– durch Therapeut 129
Hautkosmetika 146
Hautkranke 145
Hautleiden
– Verschlimmerung durch Stress 148
Hautquaddeln 149

Hautreaktionen auf Stimuli 41
Haut-zu-Haut-Kontakt 14
Hebbel, Christian Friedrich 49
Hegel, Georg Wilhelm Friedrich 196
Heilung nach Verletzungen 128
Heinen, Florian 34, 163, 166, 191, 192
Heinrichs, Markus 103
Henningsen, Peter 44, 48, 143, 144, 161
Henry, Thierry 178
Hernandez-Reif, Maria 15, 16, 169
Herzbeschwerden 120
Herzfrequenz 134, 135
Herzinfarkt 109, 120
Herzlichkeit 110
Herzrasen 44
Herzrhythmus 169
Herzschlag 31
Hesse, Hermann 71
Hirnregionen, aktive 111
Hirntod 16
Hofmannsthal, Hugo von 34
Holt-Lunstad, Julianne 108
Hontschik, Bernd 132, 133
Hormone 91
Hormonstatus 95
Hospitalismus 161
Hug-Machine 28
Hygiene 69
Hypnose bei Kindern 174

I
Imitation 46
Immunsystem 17, 94
Infekte, grippale 119
Input, optischer 50
Insekten 32, 39
Insel (Hirnregion) 87
Intensivstationen für Frühgeborene 166, 167
Intimität und Leidensgefühl 121
Intuition 45, 47
Isolation, soziale 78

J
Jobs, Steve 189
Jonze, Spike 188
Jordanien 22
Juckreiz 41, 96, 149
Jürgens, Udo 136

K
Kahn, Oliver 177
Kaiser, Roland 24
Kakerlaken 168
Kälte 76 ff., 86
Kältereize 53
Kampf- und Fluchtreaktion 31
Känguru-Haltung 150

Kaspar-Hauser-Syndrom 161
Kernspinaufnahmen, funktionelle 111
Kinder ohne Zuwendung 160, 161
Kognitive Entwicklung 169
Kommunikation, haptische 196, 197
Kompetenzen, soziale 170
Kontakt 17
– aufnehmen 116 ff.
Kontaktängste 161
Kontaktanzeigen 23 ff.
Kontaktarmut 145
Kontaktekzeme 146
Kopfweh 72, 73
Körperabwehr 130
Körperflüssigkeiten 125
Körperkontakt 24, 25, 32, 34, 97, 99
– Abwehrzellen 106
– Aggression 107
– Auswirkungen 106 f.
– beiläufiger 111
– Blutdruck 106
– Depressionen 107
– Entwicklung von Kindern 107
– Immunsystem 106
– ohne Sex 62
– Streit 107
Körpertemperatur 79, 82

Körpertherapie 48, 72, 73, 128, 129
Körperübungen 74
Kortex, sekundärer prämotorischer 39
Kortisol 61, 102, 108, 131, 155
Krankheit, soziale Dimension 48
Kunze, Heinz Rudolf 98
Kuschelenergie 23
Kuschelhormon 92, 99, 108, 153
Kuscheln, absichtsloses 59, 60
Kuschelpartys 20, 23, 24, 56, 59 ff.
Kussverhalten 110

L

La Rochefoucauld, Herzog von 119
Lächeln 84
Largo, Remo 171
Lec, Stanislaw, Jerzy 180
Legersteef, Maria 170
Leid 52
– seelisches 142
Lembke, Robert 185
Lernen und begreifen 180 ff.
Lewis, Blake 100
Lichtenberg, Georg Christoph 57
Liebe 90 ff., 99

Liebermann, Matthew 44
Lindgren, Astrid 156
Lippenherpes 41
Lockerung, körperliche 74
Lockstoffe, sexuelle 94
Ludington-Hoe, Susan 150
Lust 52

M
Magenverstimmung 119
Mandelkern (Hirnareal) 165
Mann, Juan 21
Massage 73, 128, 131, 134
– beruhigende Wirkung 136, 137
– gegen Schmerzen 137, 138
– im Gesicht 136 f.
– Stressabbau 135
Mastroianni, Marcello 116
Matthäus, Lothar 138
Maugham, William Somerset 103
Meaney, Michael 155
Mensch als Dauerfühler 13
Methylierung von Gensequenzen 155, 156
Michelangelo 192
Migräne 119
Mitgefühl 45, 47
– taktiles 39
Mitleid 44
Mittelohrentzündung 172

Möller, Andreas 177
Morgenstern, Christian 12, 116
Morris, Desmond 114
Müller-Wohlfahrt, Hans-Wilhelm 138 ff.
Mulisch, Harry 81
Musil, Robert 13, 142
Muskelspannung 139, 140
Mutter-Kind-Bindung 159

N
Nabokov, Vladimir 35
Nacktheit 37
Nähe spüren 34 ff.
National Hug Day *siehe* Weltumarmungstag
Nervenaktivität unter Wärmereizen 81
Nervenbahnen, schnell leitende 14
Nervenleistung 50
Nervensystem
– parasympathisches 31, 134
– sympathisches 31
Nervenzellen, mitfühlende 46
Nestwärme 86
Neugeborene 15, 17
– Gefühle als Stress 165
– Gewichtszunahme durch gesteigerte Vagusaktivität 157
– Insulinausschüttung 157

- Massage 156, 158
- stabiler Herzschlag 158
Neurodermitis 96 ff., 148, 149
Nicht-Cuddler 34
Nietzsche, Friedrich Wilhelm 52, 96
Nin, Anaïs 9
Nocera, Christopher 84

O

Obama, Barack 192
Organtransplantation 16
Orgasmus 97
Osborne, John 108
Oxytocin 92, 99, 100, 102, 108, 153, 187
- Konzentration im Körper 101
- Verbesserung der emotionalen Nähe 101, 102

P

Papousek, Mechthild 170
Paracetamol 43
Parasympathikus 135
Partnerschaft 86, 103, 113, 114
- stabile 98
Pascal, Blaise 172
Periorale Dermatitis 146
Pessoa, Fernando 15, 37
Pferdestreicheln 60
Pflege, unpersönliche 166
Pflegekräfte 57

Phantasien, sexuelle 124
Physiotherapie 57 ff., 73, 128
Piercing 64
Pinzettengriff 191
Pirlo, Andrea 177
Platon 70
Pollak, Seth 160
Präriewühlmäuse 99
Proust, Marcel 75
Psoriasis 98
Psyche 70
Psychotherapie 44, 45
Puls 61

R

Racine, Mélanie 53
Ratten
- Stressabbau durch Lecken der Jungtiere 155
Raufparty 61
Raumgefühl 14
Reaktion auf Schreien des Babys 162, 163, 164
Reich, Mika 62
Reize
- optische 50
- taktile 9
Reizüberflutung 27
Reserven, neuronale 50
Resignation 117
Resonanzphänomene, neuronale 47

Revolverheld 17
Rhesusaffen, Versuche 158, 159
Rinderflüsterin 27, 31
Ringelnatz, Joachim 85
Rizzolatti, Giacomo 46
Rocky Horror Picture Show 55
Roger Rabbit 123
Rollenvorbilder 54
Rückenschmerzen 44, 72, 73

S
Sacks, Oliver 27
SAFE-Kurse (Sichere Ausbildung für Eltern) 165, 171
Saint-Exupéry, Antoine de 152
Sambia 182
Sandner-Kiesling, Andreas 52, 53
Saudi-Arabien 22
Schamgefühl 64
Schellenbaum, Peter 26
Schlaganfall 109
Schlangen 39
Schmerz 71, 72
– durch Ausgrenzung 42 ff.
– physischer 44
– sozialer 44
– wegstreicheln 172 ff.
Schmerzempfindlichkeit
– geschlechterspezifisch 52, 53
– nach unterschiedlich schweren Eingriffen 53

Schmerzhemmung, hormonelle Einflüsse 53
Schmerzintensität 53, 54
Schmerzreiz 113
Schmerzwahrnehmung 43, 112
– wechselseitige Beeinflussung 43
Schmid, Wilhelm 106
Schmidbauer, Wolfgang 56
Schmidt-Ott, Gerhard 147
Schmitz, Karl-Werner 184
Schönlebe, Dirk 138
Schuppenflechte 147
Schweitzer, Albert 78, 145
Seele 70
Seelenmassage 64, 65
Seelenschmerz 144, 145
Seelenverwandtschaft 90
Seelenwärmer 78
Seikowski, Kurt 96, 97
Servan-Schreiber, David 166
Sex 24, 60
– und schöne Haut 96 ff.
Sexualität 37
– funktionierende 123
Sexualverhalten 124
Shakespeare, William 148
Sick Puppies 21
Simmons, Bob 40
Skorubski, Maksym 22
Sozialverhalten 83

Spannbreite kindlicher
   Entwicklung 171, 172
Spiegelneuronen 46, 47
Spielertraube 177
Steinkraus, Volker 146
Stendhal 90
Stewardessenkrankheit 146
Stimmung 83
Stofftiere 67
Streep, Meryl 38
Streicheleinheiten für die Seele 62
Streicheleinheiten für Säuglinge 162, 163
Streicheleinheiten 23, 24, 29, 65, 92, 107
– Auswirkungen auf die Blutzusammensetzung 130
– gegen Stress 130, 131
– Krankheitssymptome 121
– stabilisierende Wirkung 115
– Verbesserung der Seelenverwandtschaft 119
Streichhaltung 190, 191
– auf dem iPhone 189
Stress 100 ff., 110, 169
– Antwort des Körpers 131
– durch Psychoterror 104
Stressempfinden 101
Stresserleben 131
Stresshormone 108, 156
– bei Frauen 104
– bei Männern 104, 105
Stressmediatoren 41
Stressreaktion 31, 32, 61, 113
Stresswahrnehmung der Geschlechter 103
Stresswerte 150
Sympathikus 135, 136

T

Tastkörperchen 14
Tastorgane 147
Tastsinn 14, 15 f., 49 ff., 84, 169, 194
Tattoo 64
Taubheit 49
Teamgefühl 178
Teamgeist 178, 179, 180
Tee 75 ff., 87 ff.
Teresa von Ávila 23
Textilien 36
Thora 180, 181
Tilburg, Miranda van 173, 174
Tobe, Sheldon 109
Touch-Institut Miami 10, 16
Transkriptionsfaktoren 155
Trinkgeld 186, 187
– Einfluss von Kontakt 187
Tucholsky, Kurt 123
Tunick, Spencer 37
Twain, Mark 111
Twilight – Bis(s) zum Morgengrauen 93

U

Übergewicht 120
Uhlenbruck, Gerhard 91
Umarmung 18, 19, 21, 55
Umarmungspuppen 24
Unamuno y Yugo, Miguel de 166
Untersuchen durch Abtasten 140, 141
Untersuchung durch den Arzt 132, 133

V

Verdauung 135
Verdauungsprobleme 44
Verhalten zwischen Paaren 102
Verhaltensauffälligkeiten 161
Verkaufshilfen, haptische 193 ff.
Verkrampfungen 74
Verliebtheit 91, 110
Verliebtsein 45
Vernachlässigung 86
Verspannungen 71, 72
Vertrautheit durch Intimität 115
Vibrationsreize 50
Vielharmoniker 125
Vorausahnen, neuronales 45, 46, 47

W

Wagner Cook, Susan 181
Wagner, Richard 37
Wahrnehmung des Körpers 47
Waisenhäuser, Betreuung 167
Waisenkinder, rumänische 159, 160
– psychische Schäden 160
– Stressreaktion, chronische 160
Wärme 80, 81, 86, 88 f.
– soziale 81
Wärmeregulation des Körpers 80
Wärmereize 53
Warmherzigkeit 88, 89
Waschrituale 86
Weinen 71, 72
Weizsäcker, Viktor von 48
Weltumarmungstag 56
Werbeindustrie 193 ff.
Widerstandskraft bei Kindern 152
Williams, Lawrence 88
Willingham, Ron 193
Winfrey, Oprah 21
Wohlfühlatmosphäre 86
Wunsch nach Nähe 92, 93

Z

Zärtlichkeit 24, 92, 106 ff.
– zwischendurch 108, 111

Zeigefinger 191
- Verbindung mit dem Gehirn 191, 192
Zhong, Chenbo 77
Zidane, Zinédine 178
Zufriedenheit 92
- sexuelle 122, 123
Zuneigung 80
Zurückweisung 43

Zuwendung
- für Frühgeborene 153, 154
- Kinder 168, 169
Zwei-Punkt-Diskriminierung 149
Zwölffingerdarmgeschwür 120
Zytokine, proinflammatorische 43